日本排寒専家
石原新菜

乾薑排寒

病気にならない
蒸しショウガ健康法

方舟文化

乾薑的神奇力量

藥效遠大於生薑

薑含有薑辣素（Gingerol）及薑烯酚（Shogaol）這兩種成分。

生薑中大部分都是薑辣素，藥效絕佳的薑烯酚卻含量極低。

但是，生薑只要經過蒸烤、曬乾，

就能增加10倍以上的薑烯酚！

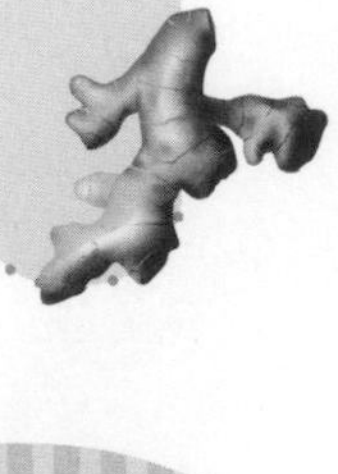

【薑辣素的藥效】

- 促進血液循環，提升體溫
- 殺菌作用
- 提高免疫力
- 抑制頭痛及嘔吐
- 抗癌效果

【薑烯酚的藥效】

- 減肥效果
- 讓血液變清澈
- 提高免疫力
- 降低膽固醇
- 提高消化吸收能力
- 抗氧化作用
- 殺菌、解毒作用
- 促進體內脂肪及醣類燃燒、提高體溫

蒸烤、曬乾後薑成分的變化

生薑

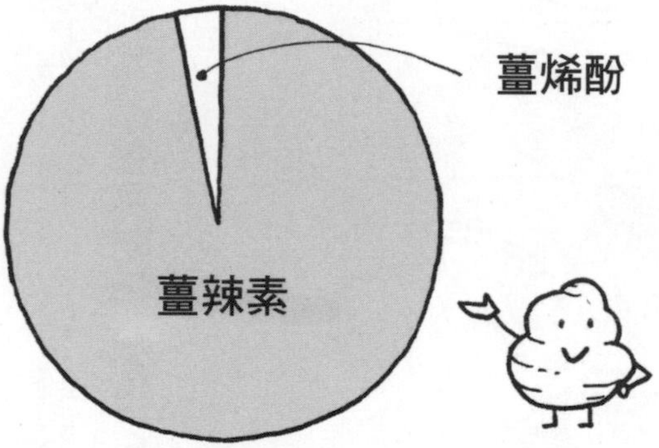

乾薑

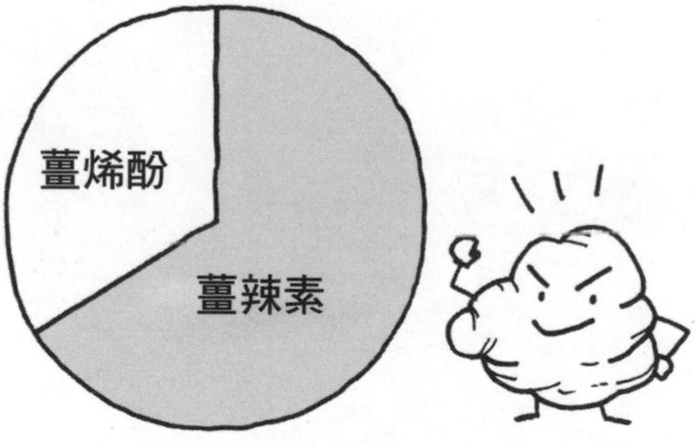

乾薑粉帶著走，加在哪裡都可以

乾薑可以保存三個月，只要磨成粉放進容器裡，就能在外食時使用。不管是在家或在外面，趕快開始乾薑生活囉！

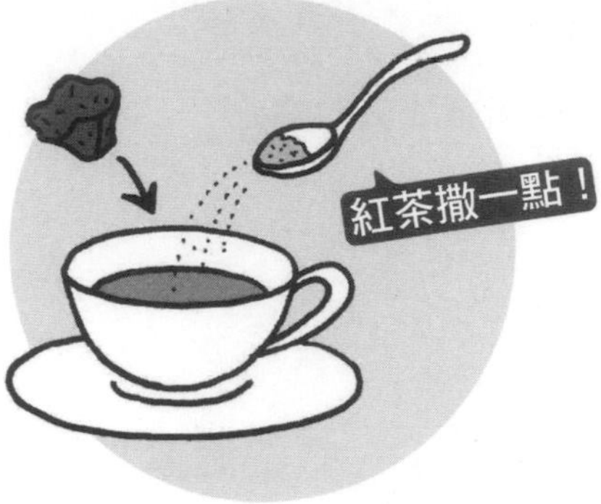

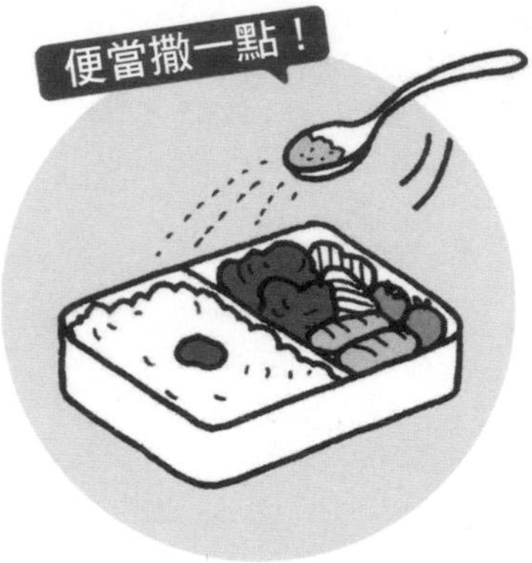

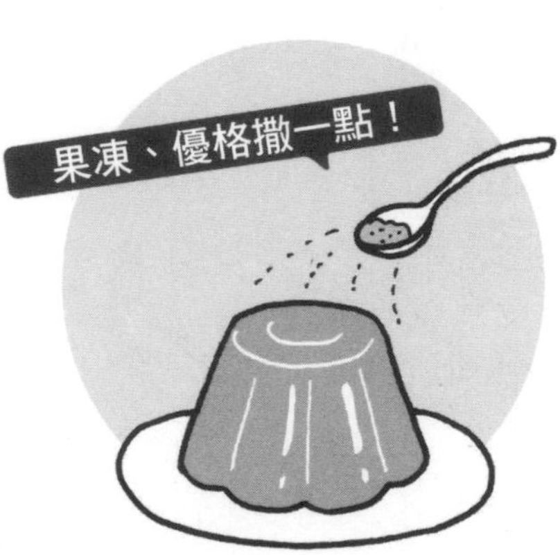

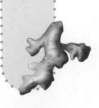

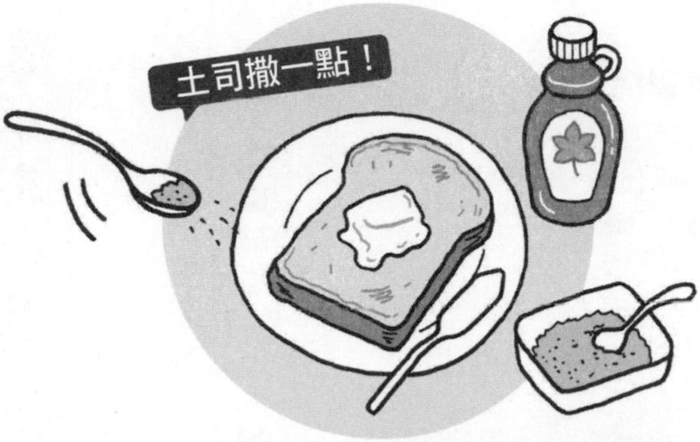
土司撒一點！

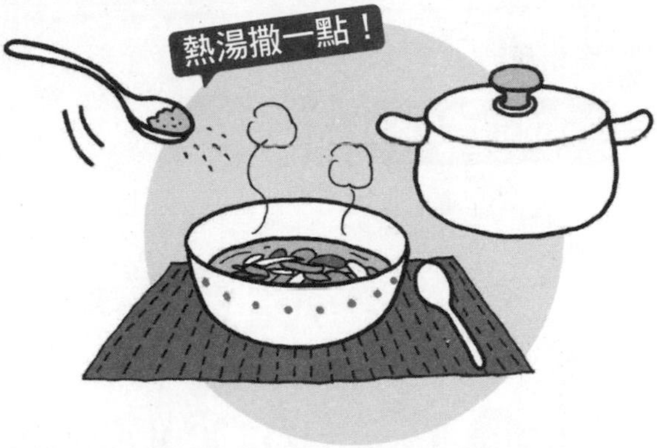
熱湯撒一點！

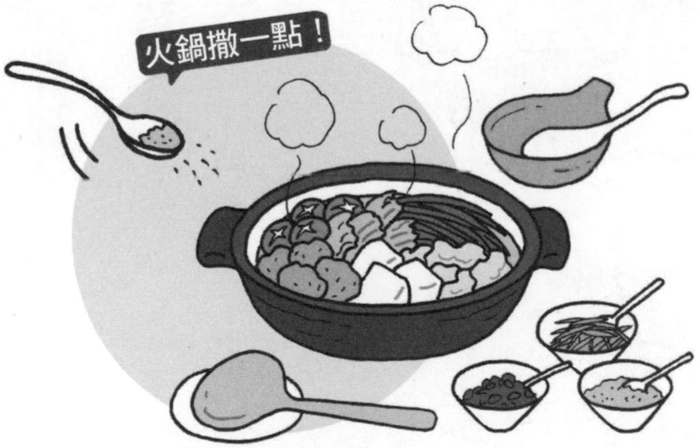
火鍋撒一點！

每天吃一點，效果馬上看得見

乾薑擁有神奇的藥效！開始食用乾薑的人，「血糖值降低了」、「高血壓變正常了」，「體重瘦了10公斤」、「疲勞消失了」，通通獲得了驚人的效果！

・改善糖尿病！

促進體內脂肪及醣類燃燒，讓新陳代謝變好，血糖即刻下降！

開始食用乾薑之前

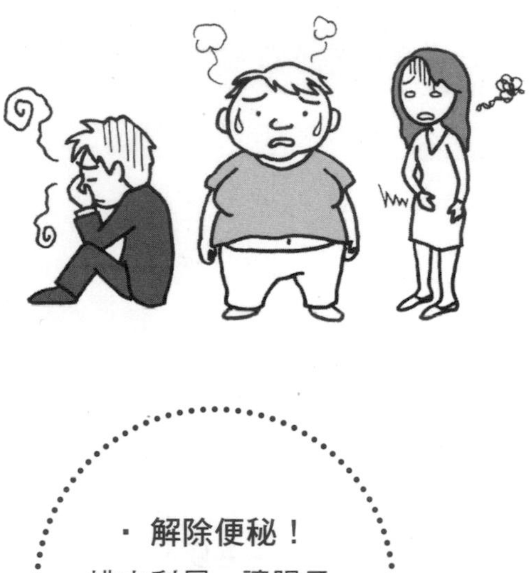

・解除便秘！

排水利尿，讓腸子功能變正常！

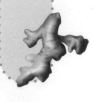

・讓血液變清澈

代謝變好，血液中的老舊廢物全都順利排除，血液變清澈！

・改善高血壓！

乾薑能燃燒脂肪、擴張血管，進而安定血壓！

・改善憂鬱症！

乾薑能改善全身氣血，讓鬱氣不再堆積！

開始食用乾薑之後……

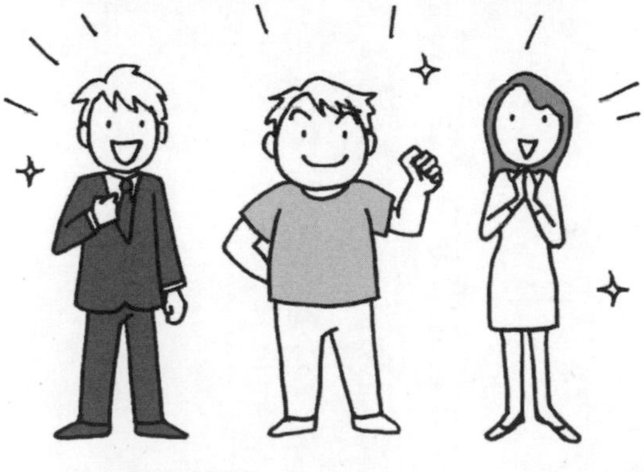

・減肥效果絕佳！

代謝改善了，體內脂肪及醣類就會燃燒，想不瘦都難！

・改善花粉症！

因為免疫系統變健康，像花粉症等過敏性疾病全都獲得改善！

大家一起來吃乾薑吧！

作者的話

乾薑是祛濕排寒的「食補奇藥」

我每天都精神百倍地四處奔忙，之所以有這樣的體力，是因為我每天早晚一有機會就會吃薑。

早晨先從一杯胡蘿蔔汁開始，在現榨的胡蘿蔔汁裡加入足量的薑，然後一口氣喝完。白天會喝上2、3杯熱的薑紅茶，用餐時會搭配醃薑，或在納豆及味噌湯裡加入薑泥或乾薑粉。晚上則會在燒酎裡調水及乾薑粉。

為什麼要吃薑呢？自古以來，薑就被世界各地的人們視為**「食補奇藥」**，被當成珍貴的健康食品。因為只要是藥，大部分都會有副作用，而且也不可能「對什麼都有效」，**只有薑是幾乎沒有副作用，而且具有廣泛的療效。**

最近，「乾薑」在電視等媒體上蔚為風潮，其實「乾薑」是中國自2000年前一直流傳下來的古中藥，由生薑炮製而成。乾薑通常被用在**「生薑無法發揮藥方效果」**之時，由此可知它的神奇療效。特別是對於體弱或身體冰冷的人，乾薑一向有絕佳的補養效果

但是，現代人如今幾乎沒有什麼體力，只要測量體溫就可以知道，大部分的人都達不到以往的標準36.5～37.2℃，多數都是35℃左右，甚至還有人是34℃。

體溫低不只會讓免疫機制難以運轉，35℃還是最適合癌細胞繁殖的溫度，再加上體溫越低血液越滯塞，會造成肥胖及水腫，身體也會容易疲倦，心情憂鬱沮喪。

為身體加溫，為健康加分

近來體溫低的人日漸增加，或許這也是神奇中藥乾薑之所以會受到注目的原因。實際上，有很多人確實因為經常食用乾薑，因而重新獲得了健康。

「短短2週就讓我的血糖值降低了100以上。」（50歲 女性）

「吃藥都治不好的高血壓變正常了。」（56歲 男性）

「只是每天早上喝一杯乾薑紅茶而已，3週就瘦了4公斤。」（48歲 女性）

「開始喝乾薑茶後，之前診斷出來的三高和血液數值都變正常了。」（45歲 男性）

「長年苦惱的花粉症突然症狀減輕。」（39歲 女性）

「才2週就消除了我手腳的水腫，更治好了我的身體冰冷及生理痛。」（42歲 女性）

「立刻治好了我的便秘，頭痛、肩膀痠痛的症狀也大大減輕。」（67歲 女性）

上面只是眾多實例中的一小部分而已，由此也可知，乾薑的藥效確實比生薑要提升許多倍。

乾薑可以提升體溫，並提高免疫力，由於它也會讓血液變清澈，進而降低了膽固醇及高血壓，更別說還能改善糖尿病，簡直可說是萬能的神奇中藥。

現代人的平均壽命越來越長，卻不是因為每個人都變健康了，這可以從國家的醫療費年年增長、醫院人滿為患的情況中看出來。簡單地來說，人類的壽命雖然延長了，但為疾病所苦的人也跟著增加了。

在這樣的情況下，西方醫學仍然只是拼命鑽研抑制病症的方法，而不去研究疾病的本質，進而將它們根治。他們擁有極為驚人的檢查技術，可以從內到外徹底查出病人體內的病灶，卻被那些病理現象所迷惑，反而忽視了最重要的致病原因。

在這一點上，中醫則更注重病人身體的個別差異，從他們體內的各種「循環」來判斷病症。中醫認為，疾病是由於循環受到了阻塞，因此，只要解決造成阻塞的原因即可。

排寒補陽，病邪不侵

現代人身體冰冷的原因有很多，像是冷氣引起的文明病、熬夜、高壓環境、飲食過量、化物質攝取過量等，全都會讓身體更加冰冷。

結果就是血液變得混濁黏稠，出現頭痛、便秘、拉肚子、生理痛等毛病，還容易罹患過敏性疾病或自體免疫疾病，最嚴重的就是罹患癌症。**現代人所**

罹患的各種疾病，絕大部分都是體溫過低所造成的。

但是，被視為萬能的西方醫學，卻沒什麼提高體溫的藥，就算有，也伴隨著很大的副作用。之所以會如此，是因為西方醫學並不認為體溫低是什麼問題。

因此，對於因身體冰冷而出現各種症狀的人來說，**薑是唯一的特效藥**，當中又以經過炮製的乾薑為最佳。

如果現在您正為某些症狀所苦，或總是感覺無精打采、體力衰弱，不妨試試看乾薑的效果吧！薑是再常見不過的食材，到處都買得到，馬上就能嘗試。本書除了教您如何製造乾薑，也同時附上各種簡單的應用方法及簡單的食譜。

希望各位看完本書之後，能因此改善症狀，重獲健康幸福的美好生活，對於作者來說，這就是最令人高興的回饋了。

石原新菜

目錄
Contents

第2章

聰明吃乾薑，趕跑疼痛與疾病

簡單、美味，又能持續

第3章

簡單好上手！在家也能輕鬆自製乾薑

第4章

乾薑健康食譜 對症吃更有效

第5章

長年煩惱瞬間解消！乾薑這樣救了我

第1章

天天吃薑，從此不生病

對糖尿病、高血壓等效果極佳！改善生活習慣病！

病起於寒，薑治萬病

薑的主要藥效，可以參考左頁的圖表。

除了表中所列的效果，近來還發現薑對於癌症的治療及預防，也有絕佳的效果。據美國密西根大學的研究，薑能促使癌細胞自我毀滅，因此經常食用薑的人比較不容易罹患癌症。

薑原產於印度，其藥效於2000年前開始就為世界各地的人們所知，像古希臘哲學家畢達哥拉斯就把薑拿來當作促進消化的藥物使用。

在西元前500年的中國，聖人孔子的三餐裡就必定會加入薑一起食用。薑也是70％中藥藥方裡的基本成分，明朝的藥書更記載「薑可治萬病」。

吃薑好處多

❶ 提升體溫 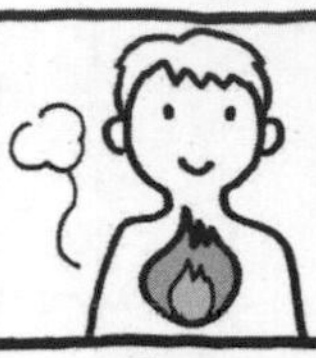	❷ 減緩疼痛 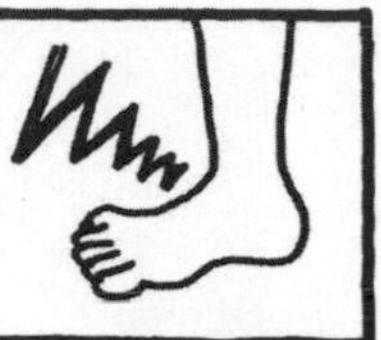
❸ 提高免疫力 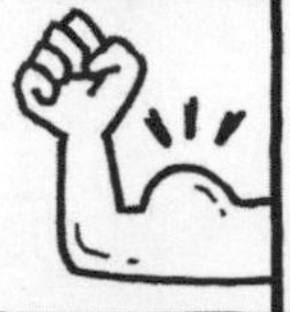	❹ 退燒 
❺ 減肥效果 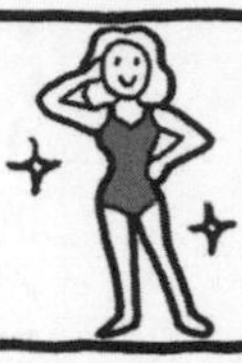	❻ 降低膽固醇 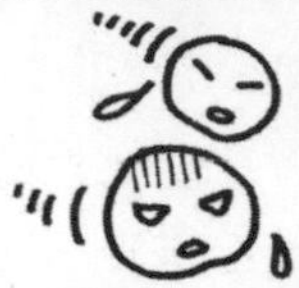
❼ 讓血液變清澈 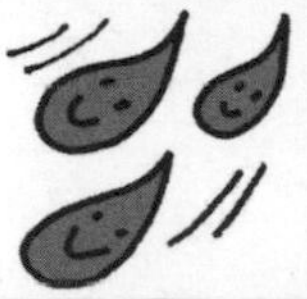	❽ 預防老化 
❾ 殺菌作用 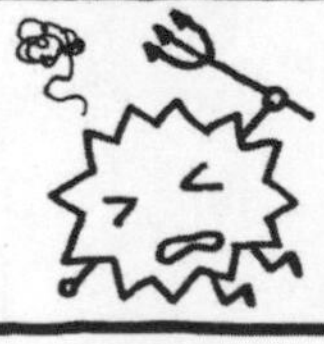	❿ 降低血壓 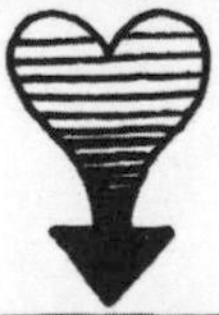
⓫ 改善肝臟功能 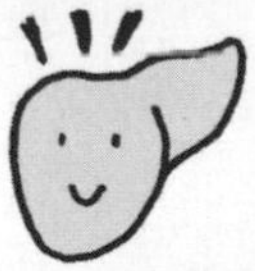	⓬ 改善憂鬱症 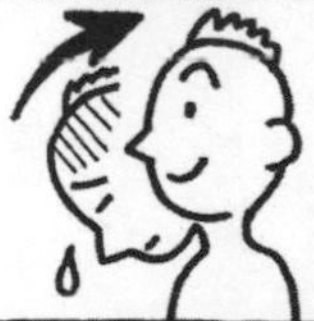
⓭ 抑制嘔吐 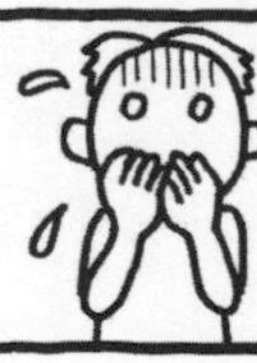	⓮ 擴張支氣管 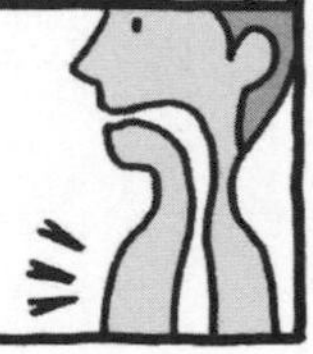

歐洲的中世紀時期，黑死病在倫敦大肆流行，由於有人發現食用薑能避免感染，掀起了吃薑的熱潮，生薑麵包也因此誕生。可以說，自人類有歷史以來，薑就一直守護著我們每個人的健康。

經過炮製的乾薑，其效果更比生薑強大，它所含的薑烯酚是生薑的10倍以上，對於各種病症及身體上的不適更加有效。此外，它對於減肥及體質改善也有絕佳的效果。關於乾薑的驚人藥效，我會在後面一一說明。

炮製能提升薑辣素和薑烯酚的效果

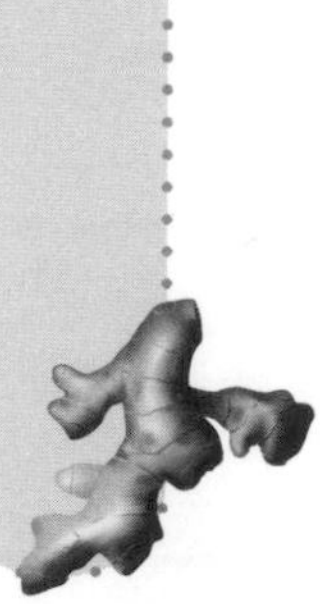

關於乾薑的炮製法，會在第3章做詳細解說，簡單來說就是將生薑切成1mm的薄片，再加熱蒸30分鐘，之後再經過日曬或室內蔭乾，直到它變得乾

燥硬脆即可。

既然生薑的效果已經這麼好，為什麼還要特地將它炮製過呢？因為，**透過加熱可以更加提升薑的保溫效果**。對於古人在數千前年就有這種智慧，我只能佩服得五體投地。

薑雖然具備多種藥效，最強的卻是保溫效果，對於寒氣入侵及身體冰冷的人來說，薑簡直就是救命良藥。古時候的人為了找出薑的最大藥效，不知道經歷了多少次的試驗及試藥。

最為人所知、也是西方醫學經常會用到的中藥藥方，是小柴胡湯等的柴胡湯類。柴胡湯類包括小柴胡湯、大柴胡湯、柴胡桂枝湯、柴胡桂枝乾薑湯等，當中對體弱的人補養效果最佳的，就是柴胡桂枝乾薑湯。

從名稱也可看出，雖然另外三個藥方也用了薑，但只有柴胡桂枝乾薑湯使用了乾薑。由此知，**乾薑對於沒有體力或體弱的人有絕佳的補養效果，而且在很早以前就為人所使用**。

具體地來說，薑擁有薑辣素（Gingerol）及薑烯酚（Shogaol）這兩種成分，也是薑的功效來源，而生薑中的**薑辣素是薑烯酚的數十倍**。

在生薑中含量極多的「薑辣素」，**能抑制頭痛及嘔吐，促進血液循環、提高體溫，還能殺菌及促進膽汁分泌，增強免疫力及抗癌。同時，它也具有擴張血管，加快血液循環的效果**。

另一方面，「薑烯酚」則具有**讓身體發熱、提高體溫**的功效。薑辣素是靠促進血液循環來提高體溫，薑烯酚則是藉由促進體內脂肪及醣類燃燒來提高體溫，因此也具有減肥的效果。

薑的藥效在經過蒸烤後會大幅增加！

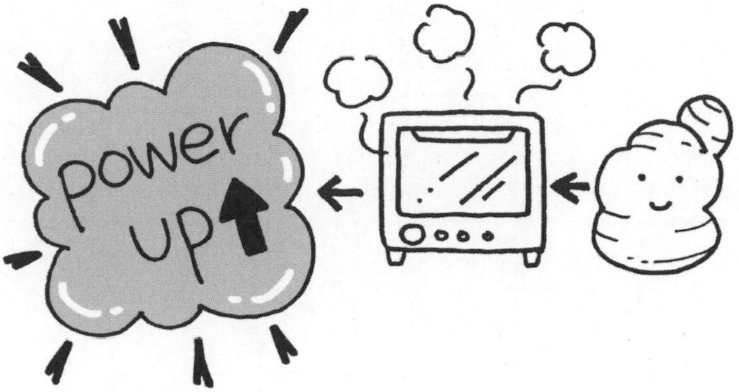

不只如此，薑烯酚還能**讓血液變清澈，擴張血管、促進血液循環，同時提高免疫力、降低膽固醇，並提高消化吸收能力，幫助身體抗氧化及抗菌，另外還有解毒的作用**。也就是說，薑辣素及薑烯酚這兩者的效能有些許不同。

當薑經過加熱及乾燥，薑辣素就會轉為薑烯酚。生薑中大部分都是薑辣素，薑烯酚的含量極低，但是一旦經過蒸烤及炮製，就能增加薑烯酚的含量，這就是為什麼乾薑的藥效比生薑更佳的原因。

乾薑中的薑烯酚含量極多，它能有效地燃燒脂肪及醣類等身體燃料，並將之轉化為熱能。

但是，說是加熱，也不是一味地高溫處理，那樣反而會破壞薑的有效成分，無法提高藥效，因此「蒸」是最安全也最穩當的加熱方法。

而且，蒸籠可以疊好幾層，一次就能處理大量的生薑。「蒸烤後乾燥」這樣的炮製方法，是古人經由數千年的試驗所留下的智慧，也是最能保留及促進薑的藥效的方法

接下來，我們就來聽聽各方的實例，親眼見證乾薑所帶來的驚人健康效果吧！

效果1

改善糖尿病
改善代謝降低血糖

乾薑讓體重快速減輕！

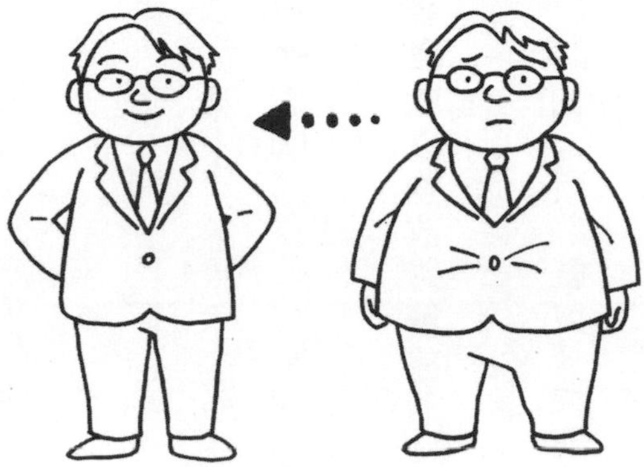

K先生是一名公司老闆，今年60多歲。他體重超過100公斤，血壓及血糖值都很高，血糖值甚至快突破300。

他因為別人的推薦，開始在三餐中加入乾薑，沒想到體重竟然快速地開始減輕。當體重降到100公斤以下時，血糖值也急降為120，幾乎接近正常值。

糖尿病是一種血液中糖含量過高的

疾病，大多由肥胖造成，一旦置之不理，就會造成視網膜、腎臟及心臟微血管的破壞，最後導致嚴重的併發症。

雖然西醫可以藉由降血糖藥或施打胰島素來降低血糖，進而控制血糖的濃度，但如果不去除根本的原因，就很難獲得有效的治療。降低血糖雖然重要，但去除造成高血糖的原因更重要。

乾薑之所以能改善糖尿病，就是它可以提高體溫、促進新陳代謝。所謂新陳代謝，就是燃燒體內脂肪及糖分並將之轉為能量，如果代謝的效率高，身為燃料的糖分自然就會被快速分解，使血液中的糖濃度下降。

基本上，造成糖尿病的主因就是代謝功能失常，一旦代謝出現問題，就會導致身體冰冷及肥胖，進而提高血糖值及血壓。

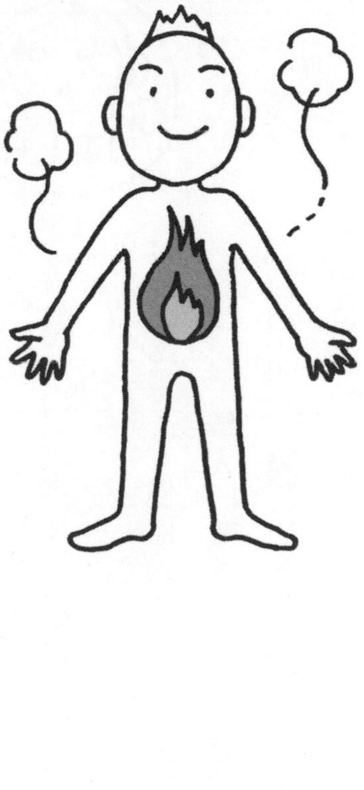

效果2

預防高血壓
排出多餘水分降低血壓

I小姐是一位50多歲的女性，身高162公分，體重卻有80公斤，血壓的收縮壓為180，舒張壓為120。

經過問診，才知道I小姐每天都喝非常多的水。一般來說，多喝水是好攝取過多水分會造成危險！

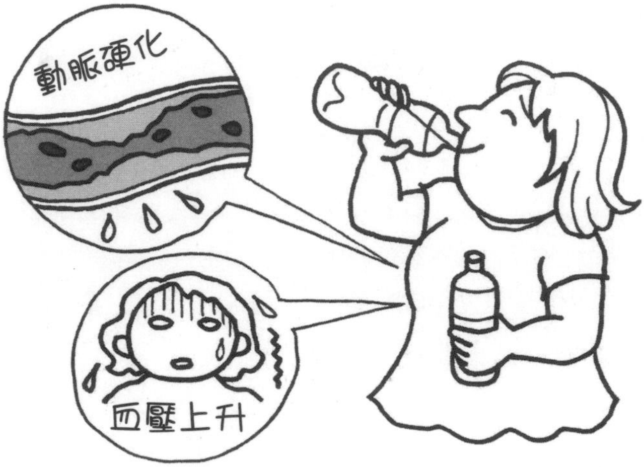

事，但**水分攝取過多卻會造成體溫下降、代謝變差，身體逐漸變肥胖，血壓及血糖也會上升，血液變混濁，進而引起動脈硬化，讓血壓再度攀升。**為了杜絕這個惡性循環，最好的方法就是利用乾薑的神奇效果來提升體溫。

於是，我立刻要求I小姐停喝所有飲料，只飲用加入乾薑粉的紅茶。

結果，才僅僅喝了2週，她的體質就有了驚人的改善。不但手腳的水腫消除了，腫脹的臉也變小了，接著體重開始減輕，血壓也慢慢接近正排出多餘水分！

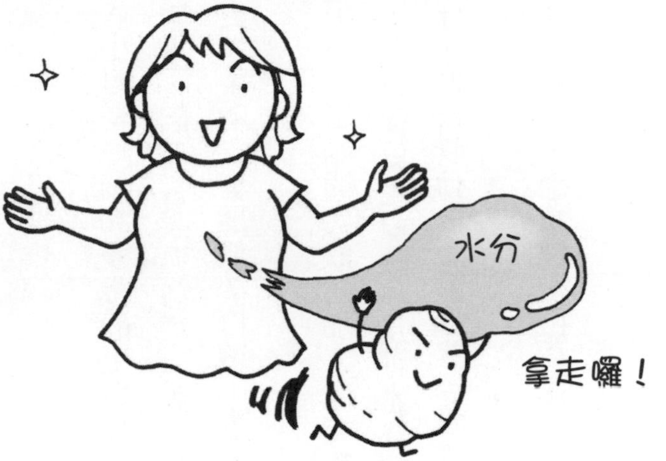

常。當她的體重減到60公斤時，收縮壓終於降到了130。

想排出體內多餘的水分，薑的效果最好。只要排出體內多餘的水分，就能消除手腳的水腫，同時改善女性常見的身體冰冷、生理痛及生理不順，更能預防膀胱炎。最棒的是，因為身體變瘦了，就能開始進行健走或深蹲等運動，鍛練自己的下半身。只要下半身的肌力鍛練出來了，身體會變得更溫暖，讓水分排出變得更容易。

效果 3

消除肥胖

不用再辛苦減肥

A小姐是一個30多歲的上班族，平常最喜歡享受美食。因為擔心不斷增加的體重，因而嘗試過各種減肥方法，但每次只要減了10公斤左右，就又會復胖更多，所以總是無法持續下去，最後終於胖到超過標準體重20公斤。

但是，當她開始飲用加了乾薑粉的紅茶來減肥，才短短1週肌膚就變美了，1個月後更是連頭痛及身體倦怠的症狀都消失。不但身體變好，也能開始進行健走等運動，體重當然也跟著減輕了。

10個月後，她減輕了12公斤，1年後更是減了16公斤，終於回到了標準體重。

乾薑讓肌膚變美！

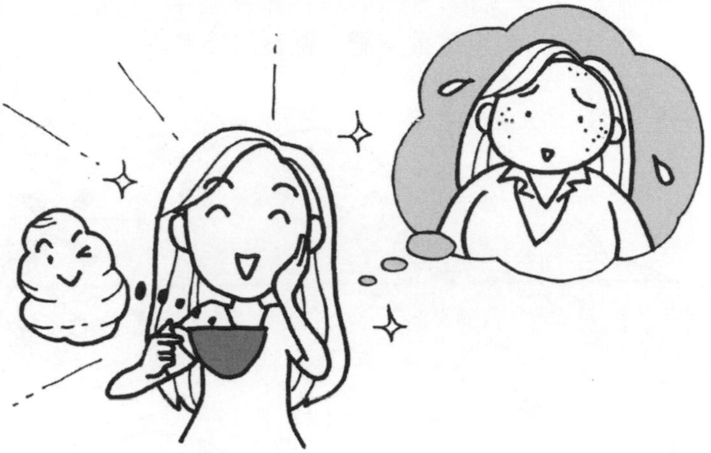

因為她只是喝乾薑紅茶而已，並沒有採用麻煩的減肥餐或強迫自己減肥，因此很輕鬆就能持續，想必這也是能成功減肥的祕訣。

世面上充斥著各種減肥的方法，但我認為**沒有一種方法比食用乾薑更好、更健康**。

用乾薑減肥既不花錢、也不痛苦，更不用忍受饑餓、強迫自己瘦身，因此想輕鬆減肥的人一定要試試看！

利用乾薑減肥，輕鬆又簡單！

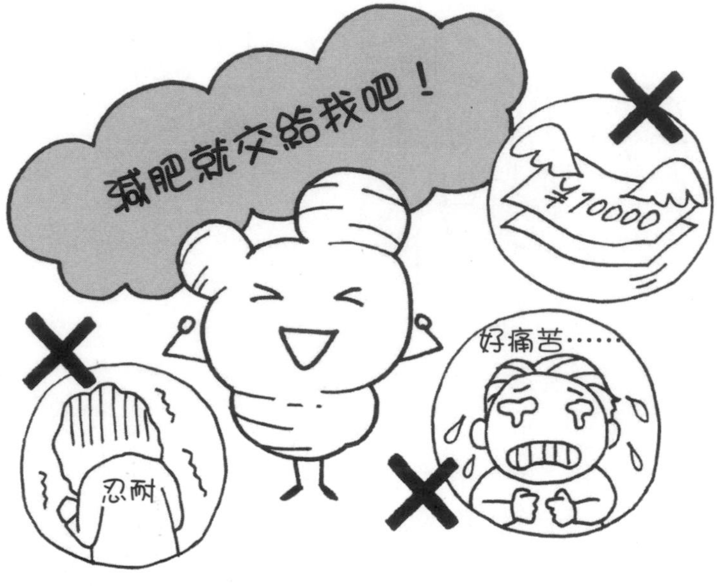

乾薑減肥法，是利用薑這個天然食品的藥效，因此不用花錢購買昂貴的藥物，也不用挨餓的痛苦。

效果4 預防癌症

擊退體寒，打造癌細胞無法生存的體內環境

明明醫學已經如此發達，為什麼死於癌症的人仍然沒有減少？那是因為罹患癌症的人越來越多，再加上現今的癌症治療通常都只治標未治本，因此才治好一個癌症，另一個又發病了，簡直是沒完沒了。

現代人之所以那麼容易罹癌，是因為體溫過低的緣故。研究結果證實，癌細胞在體溫35℃左右最為活躍、也最適合繁殖。

以前的人平均體溫約在36.5℃到37.2℃，對癌細胞來說是難以繁殖的環境。但是，現代人的平均體溫大多在35℃前後，比起從前的人約降了1℃。

體溫每降低1℃，免疫力就會降低30％，不管再怎麼小心，低體溫的人都難以預防癌細胞的增生，它們很容易就能越過免疫系統的防線。

舉個簡單的例子，為什麼都是肺臟、食道、胃或子宮會罹癌，但心臟、脾臟及小腸卻不會呢？因為後面這些器官的溫度都很高。由於肺臟、食道、胃及子宮這些管狀或袋狀的器官都與體外相通，因此相對來說比較低溫。

其實有很多方法可以讓我們的身體自行消滅癌細胞，首先就是提高體溫，讓高溫殺死癌細胞。**體溫只要到達39．3℃以上，癌細胞就會通通死光。**

在19世紀的德國，出現了世界第一起癌症自然痊癒的案例，那是一位因肺癌而發高燒的病人。只是39℃以上的高溫對身體傷害太大，如果只是將35℃的癌症培養溫度提高到36．5℃以上，那就容易多了。因此，體溫過低的人最好馬上開始食用乾薑來提高體溫吧！那是最立即、也最有效的預防方法。

提高體溫，預防癌症！

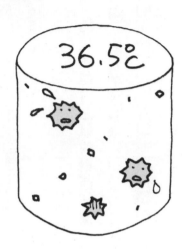

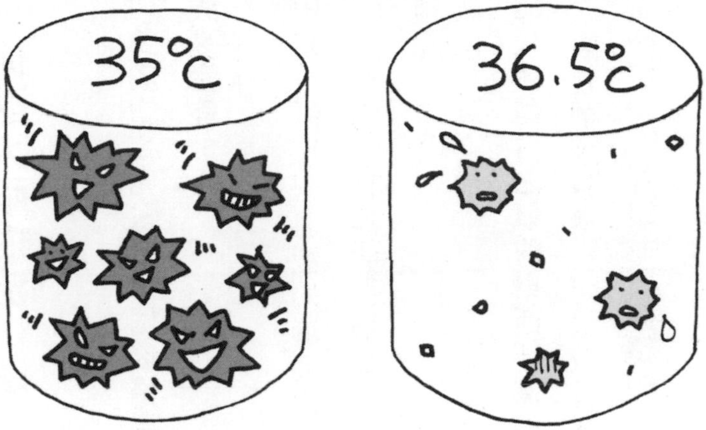

另外，我們體內還有一種自然殺手細胞（ＮＫ細胞），是白血球的一種，也是保護人體免於癌細胞侵害的第一道防線，它可以不經抗原抗體反應，直接辨識並清除癌細胞。乾薑能活化全體的免疫機能，增強ＮＫ細胞的抗癌活性，最後提高消滅癌細胞的攻擊力。

效果 5

改善憂鬱症

促進大腦血流，讓心情愉悅

30多歲的S先生是一個性格溫和的好好先生，卻因為壓力引起失眠，最後變成憂鬱症。

中醫除了重視血液的流通之外，也很重視氣的流通。我們雖然看不見「氣」的實體，它卻能循環全身，幫助身體發揮更好的機能，簡單來說就是一種能量。

能疏理體內之氣的東西稱為「理氣藥」，大多辛溫芳香，薑與紫蘇便並列為代表性的理氣藥，可以改善氣滯、疏肝解鬱，並擴張腦部血管，優化大腦的血液循環，舒緩並提振精神。

乾薑可以優化大腦血液循環！

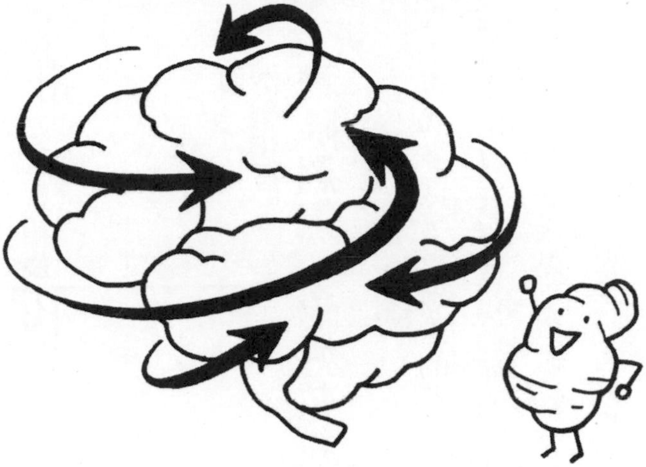

S先生罹患的是重度憂鬱症，因此我推薦他食用乾薑，除了在用餐時撒乾薑粉之外，還讓他同時飲用乾薑紅茶及乾薑酒。結果，乾薑的溫熱效果很快讓他體溫提升、精神放鬆，沒多久就治好了長期失眠，充足的睡眠讓他漸漸恢復精氣神，最後終於順利回到職場。

S先生表示，**每天只是聞到薑的香氣，就能讓他神清氣爽、心情變好**，乾薑真可以說是最好的「理氣藥」。

容易罹患憂鬱症的人，通常有體溫偏低的傾向，體溫低下會造成血管收縮，讓身體長期處在壓力狀態之下，同時腦部的血流緩慢，無法迅速做出調節，久而久之就會精疲力盡，對身體造成極大的傷害，情緒也會因此變悲觀消極。

效果 6

改善過敏

祛除濕氣，治好花粉症

A小姐40多歲，有嚴重的花粉症，每年一到春天就是她最痛苦的日子。她試過所有治療及改善花粉症的方法，像是聽到人家說中藥的甜茶有幫助，她就每天拿甜茶當水喝；說優格有用，她就拼命吃優格，還試過喝紅酒、洗鼻劑、洗眼液……卻完全沒有效果。她找到的最後一根救命稻草，就是乾薑。

當她開始食用乾薑，身體就變得越來越暖和，原本嚴重的打噴嚏及流鼻

體溫只要提升，過敏就會改善！

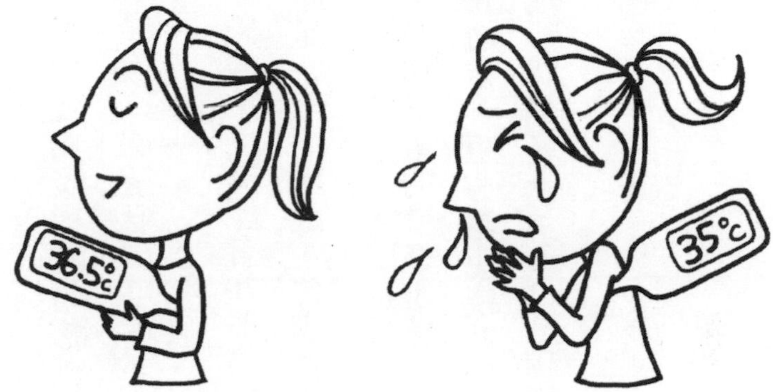

水症狀漸漸消失，連帶著眼睛的紅腫及搔癢好像都減輕了，讓她不再害怕外出，心情也變得更加積極。1年後，她開始期待春天的到來，不再恐懼春暖花開帶來的後遺症，可以盡情享受春天之美。

不只花粉症，**許多過敏症狀的反應都是想要將水分從體內排除出去**，也就是說，過敏性疾患的原因是水毒。過低的體溫會讓水分很難排出，使得免疫系統必須想盡辦法將水分排到體外，這也是為什麼**當我們體溫上升、多餘水分被排出後，過敏症狀便**

會緩解的原因。

異位性皮膚炎與花粉症都是近年來急速增加的過敏性疾病，這些病例之所以會增加，就是因為人們的體溫變低了，導致各種調節功能失常。

人體的免疫機能有70％集中在腸子，長期不健康的飲食生活、睡眠不足、運動不足及壓力過大，都會損害腸子的健康，導致免疫機能受損。

當中最嚴重的就是腹部冰冷，**過低的體溫會讓腸子的溫度下降，不僅防礙消化功能，更會讓免疫系統也變得遲鈍**。乾薑可以提升體溫，讓腸子保持在活躍的狀態之下，這也是我們邁向健康的第一步。

效果7

血液變清澈
代謝不良使血液堆積廢物

M女士50多歲，一年到頭幾乎都在感冒，可以說沒感冒的時候反而少，只要氣候有一點變化，身體馬上就出現狀況，不是發燒就是咳嗽、流鼻水，頭痛及肩膀痠痛也很嚴重，對於自己身體這樣的狀況，真的十分煩惱。

某天，她在醫院做了抽血檢查，沒想到血液竟然泛黃，護士小姐告訴她說，那是她的血液中脂肪過多，所以才會濃稠變色。她很緊張地去查了各種資料，才知道原來代謝不正常會造成血脂過高、血液污濁。

後來她聽說吃乾薑可以幫助去除血液中的髒東西，於是立刻就開始嘗試。

自從她將乾薑導入飲食生活之後，就發現自己的身體狀況很快就獲得改讓濃稠的血液變清澈！

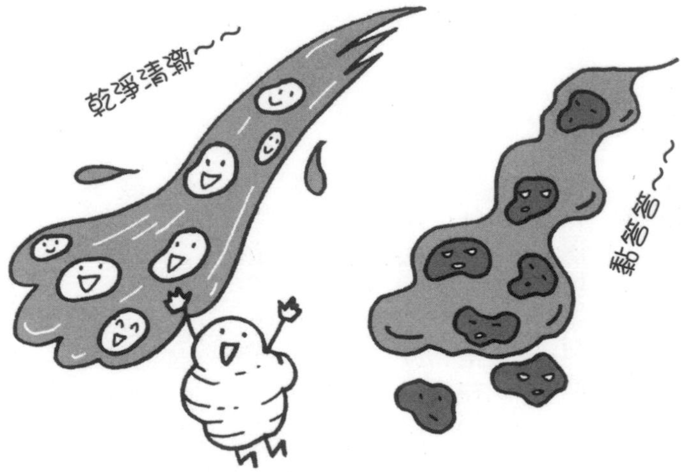

善，不但不再怕冷畏寒，頭痛及肩膀痠痛也在不知不覺之間治好了，最重要的是，她也不再那麼容易感冒。後來，她又去醫院做了一次抽血，這次的血液竟然乾淨清澈到像別人的一樣，讓人不禁感嘆乾薑的神奇效果。

西方醫學將引起發炎症狀的細菌視為大敵，想盡辦法要將之消滅，但中醫卻更注意造成這種致病體質的老舊廢物。由於細菌都喜歡在營養（骯髒）的地方繁殖，**如果體內或血液太過污濁，細菌就會侵入體內並在當中繁殖，結果引起各種可怕的症狀。**

效果 8

降低膽固醇
促進膽汁分泌，平衡膽固醇濃度

30多歲的Y小姐是一個上班族，她在一次公司的例行健康檢查中發現自己膽固醇過高，被醫生告知有高血脂症。她原本就有低血壓，也很容易貧血，卻完全沒想到自己竟然有高血脂症。

Y小姐做了一番研究，發現乾薑對治療高膽固醇似乎很有效果，**薑可以促進膽汁分泌，而膽汁正好又是由膽固醇所製造的，因此能幫助降低血液中的膽固醇濃度**，於是她馬上開始食用母親介紹給她的乾薑。

乾薑的效果很強，只要一吃下去就會全身流汗，能促進發汗並利尿，幫助身體迅速排出多餘的水分，在提升體溫的同時，也會燃燒多餘的脂方及糖分，讓膽汁的分泌更加順暢。

快速燃燒糖分及脂肪

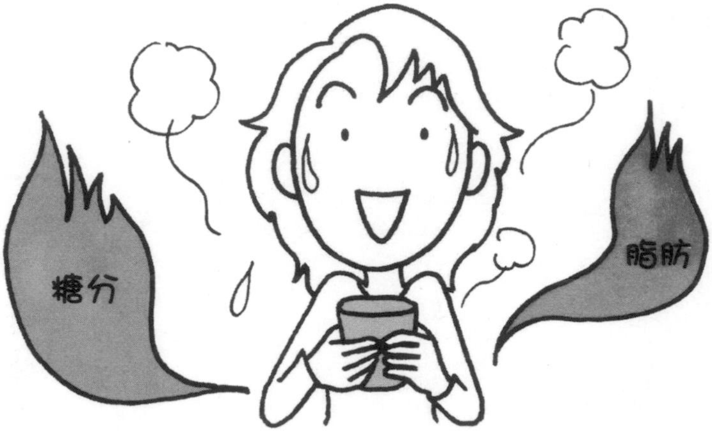

Y小姐很快就變得健康起來，開始做起快走及深蹲運動，這些運動能幫助訓練肌力，讓肌肉內的血管不斷收縮和舒張，產生「擠乳作用」（milking action，又稱肌肉幫浦作用），進而加強心臟的力量，使血壓上升。

從此以後，Y小姐不再害怕早起，更可以每天早上去散步或做體操，當然之前的高血脂症也不藥而癒了。

效果9

預防腦中風及心肌梗塞
活化血栓，溶解酵素

日本人的死因第1名是癌症，第2名是心臟疾病，第3名是腦血管障礙。造成死亡的心臟疾病幾乎都是心肌梗塞，也就是供給心臟血液的冠狀動脈被血塊塞住，心肌無法獲得足夠的氧氣及營養，進而造成心臟停止導致死亡，而腦血管障礙的疾病則有70%是腦血管阻塞或栓塞造成的腦梗塞。也就是說，三大死因的第2、3名，都是由血栓所造成的急性血管問題。

血栓就是一般人所說的「血塊」，當血管受損，就形成血塊來加以修補。當人體因為生活習慣病或生活壓力、熬夜等使血管受損，便會加速血栓的形成，如果血栓無法順利分解，就會堆積在血管壁或堵塞血管，引發嚴重的問題。很遺憾的是，現今的醫學還無法立刻修復受傷的血管，因此建議大家可以在飲食生活中食用乾薑，預防飲食過量及運動不足造成的生活習慣病，才是治根的最好方法。

乾薑可以減少血栓，預防恐怖疾病

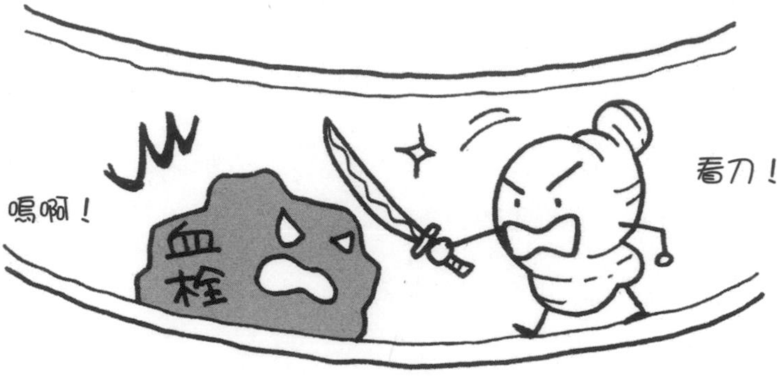

很久以前，科學研究就已經證實**薑具有80%阿斯匹靈（鎮痛解熱&使血液清澈）的治療效果**。

人體是藉由血管壁中的血管內皮細胞所分泌的特別酵素「tPA」，來分解血液中產生的血栓。

tPA是透過血纖維蛋白分解酵素（Plasmin）及血栓溶素（Urokinase）來分解血栓，讓血液乾淨清澈，但這幾種酵素都必須在體溫37℃左右才最為活躍，因此體溫過低的人便很可能出現血栓分解不及的問題。

這時，就是比生薑效果強10倍以上的乾薑登場的時候了！用乾薑來提升體溫，活化分解血栓的酵素，就能防止可怕的心肌梗塞及腦梗塞，讓生命及健康獲得保障。

效果10 改善腹痛、腹瀉 腸胃不再找麻煩

K先生是40多歲的男性，從小他的胃腸就不好，一不小心就會拉肚子，特別是遇到突發狀況或是麻煩時，就會一直蹲廁所。即使有時候狀況還不錯，也會突然就肚子不舒服或腹瀉，讓他根本沒辦法安心外出，每次都要焦急地尋找廁所。

K先生之所會出現這樣的問題，是因為水分攝取過多，因此我建議他將**平常的水分補給改為溫的乾薑紅茶，晚餐時飲用的酒則改為加入酸梅及乾薑**

乾薑讓胃腸不再脆弱！

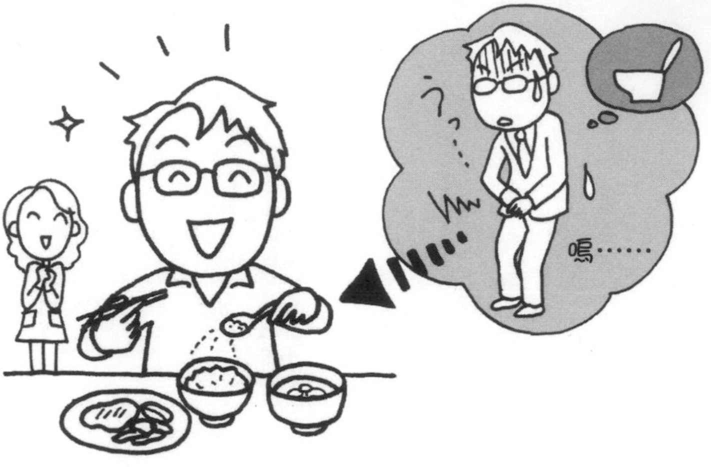

的燒酎。他的太太也很支持他，動員全家一起幫他做乾薑粉。

他們將乾薑用食物調理機打碎，放在密封容器中讓K先生隨身攜帶，只要有機會就撒在白飯、味噌湯或配菜上面。

藉由乾薑的強大效果，K先生經常腹瀉的症狀漸漸漸少，他也了解到腹瀉與他的生活習慣有很大的關係，因此只要出現拉肚子的情況，他就會不吃下一餐，只喝撒了乾薑粉的乾薑梅乾番茶。

K先生終於可以不用在坐電車時擔驚受怕了，從此過著安心的日子。

（2500年前即被發現藥效）

薑的原產地在印度西南部到印尼東北部，距今2500年前就開始受到人為栽培，不過在當時不是被當作食材，而是藥物。

在印度傳統醫學「阿育吠陀」中，薑被當成可「治萬病」的神藥，而在中國最古老的藥物學專著《神農本草經》（2～3世紀）及最早的醫書《傷寒論》（3世紀初）中，也詳細記載了薑的藥效。

歐洲自古以來就經由阿拉伯人之手，遠渡重洋將薑運送過來，由於歐洲的氣候不適合薑的生長，因此只能依賴亞洲各國的進口。

在古希臘，哲學家畢達哥拉斯（西元前570～496年）則將薑當作消化劑及驅風劑（用來排腸內氣體），古羅馬則將之用來當作食物中毒時的解毒劑。

（邪馬台國也食用薑？）

歷史上，薑傳到日本的時期應該很早，薑的其中一個古名就叫「吳薑」，由此可以推應該是隔海從中國的吳國（222年～280年）傳過來的。

另外，以記載邪馬台國著名的《魏志倭人傳》中，有一段「薑、橘、椒、蘘荷，不知以為滋味。」這樣的文字。由於《魏志倭人傳》記錄了3世紀前半倭人的風俗習慣，可以得知薑在傳到日本之後，馬上就獲得人為栽培。

《魏志倭人傳》同時也說，雖然當時日本已經開始栽種薑，卻不知道它的功效及運用，直到平安時代，日本人才明白薑的療效並開始活用。日本現存最早的醫書《醫心方》（約984年）裡記載：「平安貴族們皆明白薑的藥效，視為珍貴的風邪藥。」

（薑在歷史上的足跡）

14世紀倫敦爆發嚴重的瘟疫，死了將近1／3的市民。這時，大家發現經常食用薑的上流人士相對來說不太嚴重，得知此消息的國王亨利八世，便命令倫敦市長讓一般市民也開始食用薑，結果就誕生了大家所熟知的薑汁麵包。

15世紀埃及開羅的名醫阿爾・沙尤提更是具備論述了薑的功效：「薑能預防身體水腫，幫助消化，更能發揮強力的驅風效果，同時也有增強精力的功能。」

活躍在文藝復興時期的英國植物學家約翰・傑勒德（John Gerard），則在1597年出版的著作《草本及一般植物誌》中記載：「薑具有促進消化的作用，可以用作肉類料理的醬料；也可用糖醃漬之後食用，可幫助身體發熱；同時它對於胃腸疾病或各種疾病的預防及治療都有效果。」

原來薑汁麵包是對付瘟疫的特效藥？

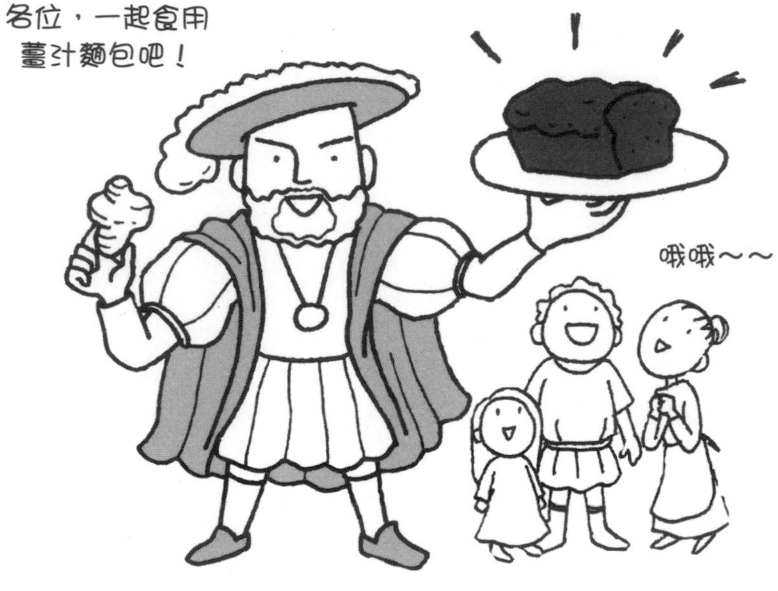

第2章

聰明吃乾薑，趕跑疼痛與疾病

簡單、美味，又能持續

隨身攜帶乾薑粉，隨時加一點

薑泥放在冷藏庫裡只能保持2、3天有效成分，**但乾燥過後的乾薑在常溫下可以保存3個多月左右**，不過還是要盡量避開濕氣，因此最好保存在密封容器之內。

如果想在工作場所等地隨時飲用乾薑紅茶，以前必須在匆忙的早晨找時間準備所需要的薑泥，實在是有點麻煩。

但如果是磨成粉或切成細絲的乾薑的話，就可以裝在小袋子或小瓶子裡**隨身攜帶**，只要在出門前記得放到皮包裡即可。同時也可以放一些在公司的抽屜裡，想喝乾薑紅茶時就能立刻製作。

之前，大部分喜歡喝乾薑紅茶的人，都會在保溫水壺裡放入自己在家煮好

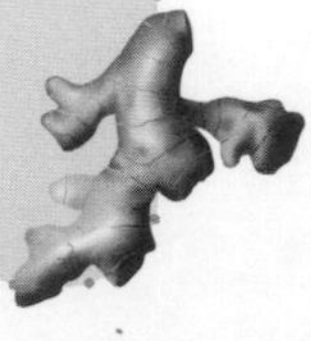

做成乾薑粉隨身攜帶吧！

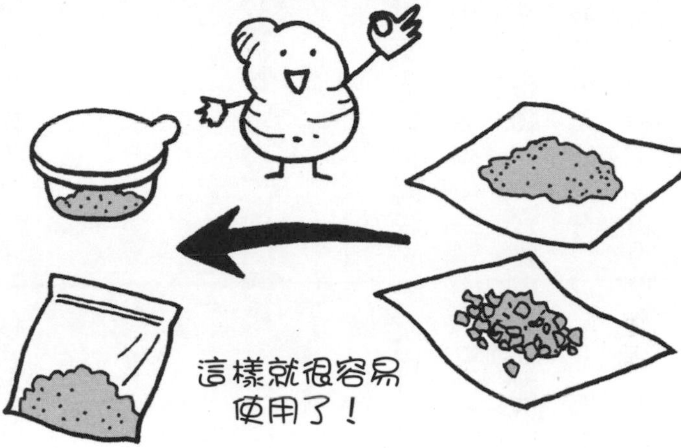

的成品，想喝的時候再拿出來喝。但這樣可以攜帶的量有限，而且再好的保溫水壺，到了下午裡面的紅茶也冷了。現在大部分的公司都有茶水間，只要帶了乾薑粉在身上，想什麼時候喝就什麼時候製作，永遠可以喝到最新鮮、最溫暖的乾薑紅茶，而且藥效也最強。不只可以加在紅茶裡，還能加在中餐或晚餐的味噌湯或飲料裡，加在炒飯、拉麵或義大利麵裡也可以，就算不在家裡也可以隨時使用。

剛做好的乾薑看起來很像大片的玉米穀片，那是切片的生薑去除掉水分之後的模樣。做好的乾薑片可以就這樣直接保存，但這樣的話，要使用時就得再花功夫切成細絲或磨成粉。如果習慣使用粉末的話，可以在做好之後就直接磨成粉，這樣也方便保存。

做成粉末更好攜帶

很多人經常問我，一次可以食用多少份量的乾薑呢？我的回答是：「愛用多少就用多少。」美國FDA（美國食品藥物管理局）曾發表過：「**薑是安全的辛香植物，不管食用多少都很安全，不會有危險。**」這是因為薑是食物，不是藥品，因此沒有副作用，也不會傷害我們的腸胃。薑甚至還有健胃的功能，像用來治療胃痛的胃藥「安中散」裡就含有薑。

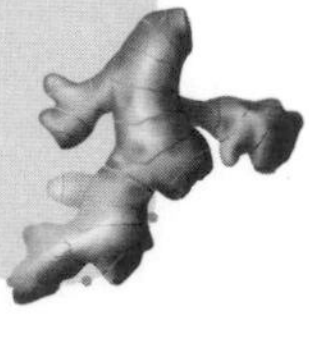

不過必須提醒大家，有些人的體質並不適合食用薑，如果食用薑之後感

覺胃部出現不適，就減少薑的用量。此外，發燒到39℃或平常使用薑就會出現激烈心跳的人，就要避免食用薑。中藥會配合每一個人的體質及症狀來開藥，古時候的中醫通常都會為比較沒有體力或體質虛寒的人開乾薑這個藥材，這是因為體弱虛寒的人比較沒有肌肉，身體產生的熱量較少，必須食用乾薑來給予身體能量、幫助發熱。因此，如果平常體溫就偏高的人，如果食用太多乾薑，或許也因為體溫過熱而感到不舒服也說不定。

做好的乾薑要怎麼處理比較方便使用呢？最簡單的方法就是磨成粉末。磨好之後，可以將乾薑粉**裝在調味瓶或裝起司粉的瓶子裡，想食用就撒上一些**即可。當然，一般用來裝胡椒等辛香料的瓶子也可以，甚至裝在小果醬瓶裡，平時用小湯匙舀出來也行。只不過粉末比較容易吸收濕氣，最好只裝需要的量在瓶子裡隨身攜帶，其他的還是保存在密封容器裡比較好。

前面曾經提過，生薑在經過蒸曬過後，薑辣素會轉變成大量的薑烯酚，不過當乾薑粉溶於熱水中冷卻之後，薑烯酚又會變回薑辣素。因此，如果使用乾薑粉泡任何東西，最好泡一次可以喝完的量，並且趁熱喝完，不要一次製作大量然後放著。

如果是直接保存乾薑片，因為它的形狀很特別，不會被當成其他東西，但切成絲或磨成粉之後就比較難分辨了。由於乾薑的香味要比生薑及薑泥淡很多，因此如果是**將乾薑切成絲或磨成粉保存，最好可以在容器外面貼上「乾薑」的標籤**，不然很可能會弄錯或忘記它是什麼。

不只是佐料的特效藥

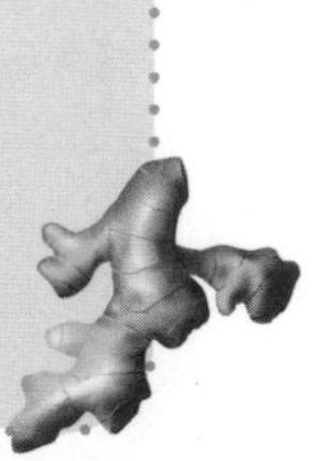

超市的生薑價格，大概是100公克20多元左右，國產的高級品也大約只有50到80元。日本生薑最有名的產地是高知縣，約佔全日本34％，第2位是

用「老薑」來製作乾薑

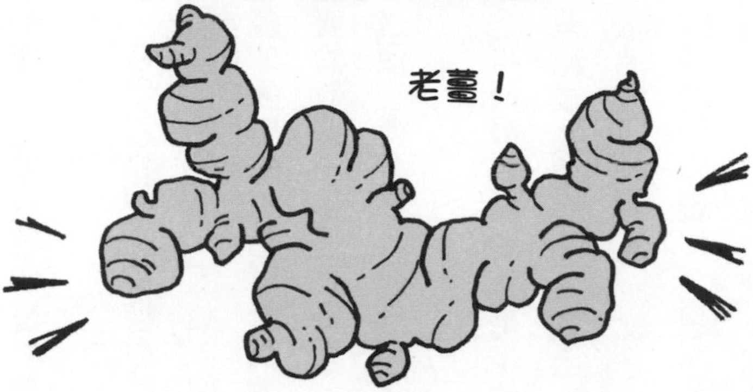

千葉縣、熊本縣，各佔13％左右。這三縣的生薑產量就佔了全體的60％，幾乎是徹底壓過茨城縣等其他的產地。

最近日本也經常見到中國產的生薑，日本產與中國產的比率約是3比1，因此比起其他的生鮮產品，日本的生薑還是國產佔大宗。日本進口的生薑，一年約1萬9000噸，90％是產自中國。相對於進口，日本國產的生薑收穫量一年約5萬4000噸。

薑的收穫期約在秋天，通常是在春天種殖後，經過大半年長成。在幼嫩時即採收的薑稱為「嫩薑」，特徵是新鮮水嫩，但具有藥效的卻是待薑肉纖維化後才採收的「老薑」。嫩薑外皮乾淨，還帶點紫紅色，老薑則外皮乾皺呈土黃色，基本上一眼就能辨認。我們要**拿來做乾薑的是老薑**，大家記得不要弄錯哦！

100公克的生薑經過蒸烤曬乾之後，份量只剩10分之一，也就是大約能做成10公克的乾薑。因此，如果想製作50公克的乾薑，就要準備5根100公克的老薑，依超市的老薑價格，所花的費用大約是150到280元左右。如果一天所需要的乾薑份量是5公克，那就是10天的花費，比起藥物或保健食品，乾薑是不是便宜得多了？而且還沒有副作用，更不用擔心裡面含有化學添加物。

薑的最大優點就是生的原料非常便宜，雖然市面上也買得到管狀或瓶狀的薑泥或乾薑粉，但都比生薑要貴上許多，這是它和山葵不同的地方。薑的加工品唯一的優點，就是省了我們一些功夫及時間而已。而且市售的薑加工品大多由機器製作，藥效甚至比生薑還低，而且開封之後就要馬上使用完畢，不然風味會受到影響，因此不推薦大家買市售的加工品。如果要便宜安全，又要最好的藥效，還是自己製作最划算。

全年都買得到的食材

薑在各地都能簡單買到，如果剛好住在產地的話，更能買到便宜又新鮮的優質好薑。特別是「老薑」容易貯藏，因此不限產地都能買得到不錯的產品，因此**薑價一年四季都算穩定**，不會有特別貴或便宜的淡旺季，實在很令人高興。

當我們大量買入薑的時候，就要考慮它的保存方式。如果只是放個幾天的話，只要用濕的報紙包起來放在陰涼處即可。絕對不可以就這樣直接放進冰箱，會讓薑失去原有的水分，變得枯萎乾扁。

雖然也可以冷凍保存或浸在水裡保存，但最方便最能保持藥效的，還是蒸烤過後曬乾，這樣不但可以減少體積及重量，還可以長期保存。

用濕報紙保存老薑

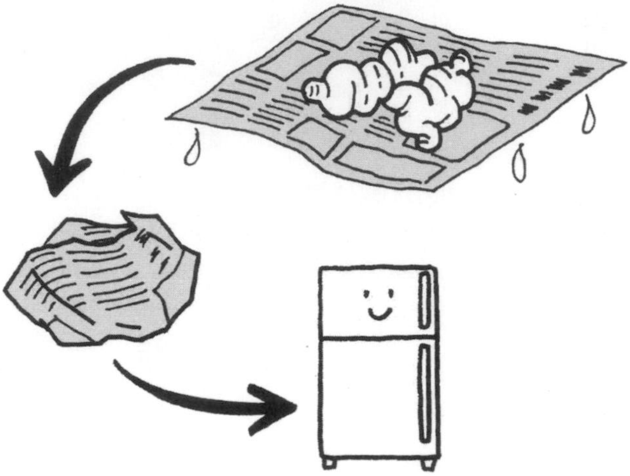

如果實在買不到生薑，就買市售的乾薑粉來代替吧！

像是剛好要進行長期的海外旅行，因為太忙實在沒時間自己製作，也只好購買市售品的乾薑粉來使用。為了不讓海關把乾薑粉當成藥粉，可以在瓶子外面貼上「Ginger」的標籤，也可以在通關時用口頭告訴對方是「Ginger」或「Ginger Powder」。

中藥店也有賣

乾薑在中藥店買很貴！

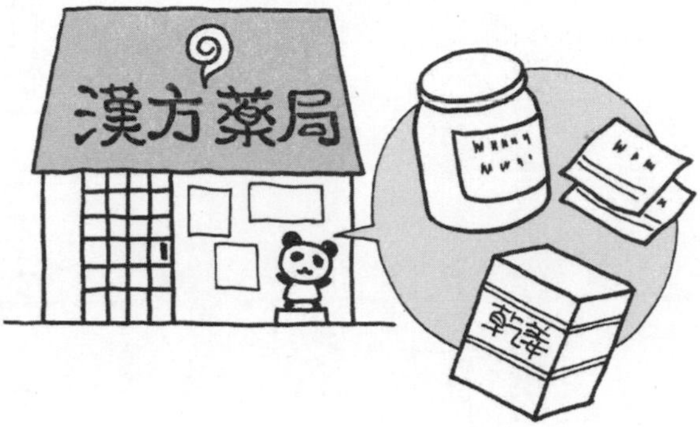

乾薑是中國自古以來流傳下來的中藥，因此一般人雖然不太常見，但有時候可以在中藥店裡看到。如果住家附近有中藥店的話，可以去問問看他們有沒有賣乾薑，說不定正好就讓你遇上了。

不過，由於中藥店的乾薑製作程序繁雜，而且個人去購買的機會不多，因此中藥店的乾薑價格都不便宜。我聽曾經購買過的朋友說，500公克就要上千元左右。

（種植方法不同，名稱也不同）

薑的種類可依栽培及收成方法分類，還有依大小分類。依栽培及收成方法分類，薑可分成根生薑、葉生薑及矢生薑三種。

・根生薑……主要食用的是生長的地下的塊莖，像我們一般常見的嫩薑及製作乾薑的老薑，就都是屬於根生薑。

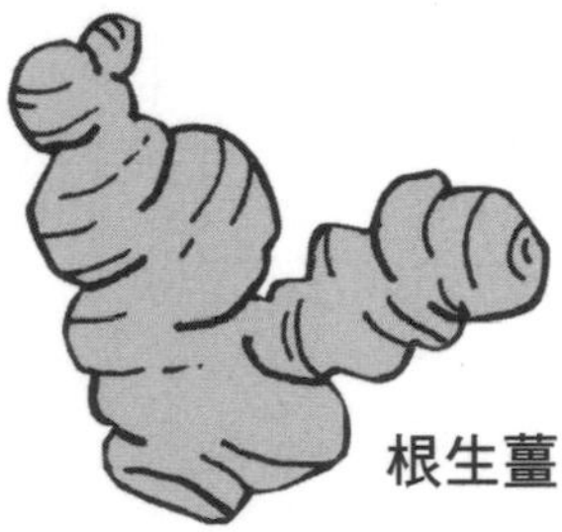

・葉生薑……當根莖長到大約小指大小時便連同葉子一起收成，以東京的地名為名的「谷中薑」就是代表性的品種。

・矢生薑……別名「筆薑」、「芽薑」、「軟化薑」，是日本特有的品種，通常用於烤魚或烤物。因為是用幾乎不曬太陽的軟化栽培，最多長到15公分就會收成。

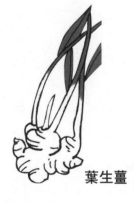

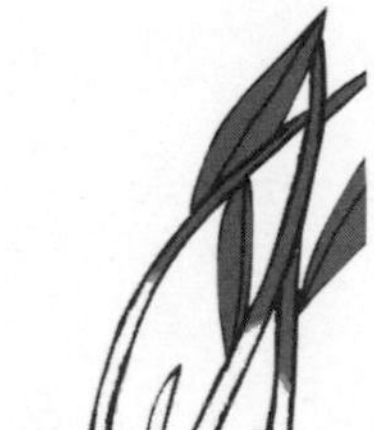
葉生薑

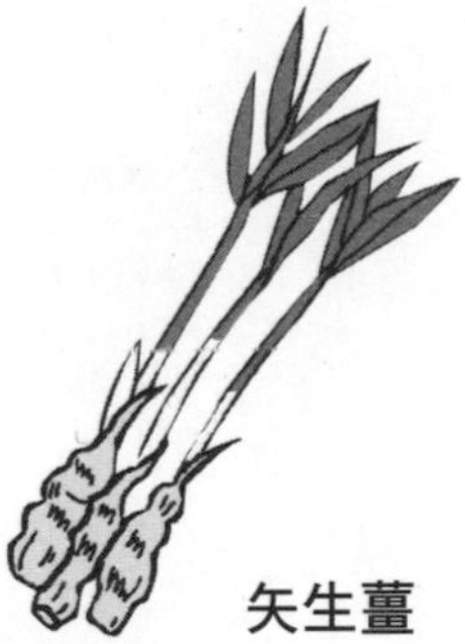
矢生薑

（大小不同，味道也不同）

・大型品種……晚生種，產量高，葉子及塊莖肥大，塊莖最重可超過1公斤。現在市面上流通的根生薑最常見的就是這個種類，通常是將其塊根分成100公克左右販賣，代表品種為廣東薑或印度生薑。

・中型品種……中晚生種，塊莖中型，重量大約為500公克。代表品種有黃薑、水薑，味道比大型品種更為辛辣，多用於加工或鹽漬。

・小型品種……早生種，塊莖重量大約為400公克。辛味極強且含水量少，薑形細長而小，特色是收穫量高且穩定，「谷中薑」就是代表性的品種。

第3章

在家也能輕鬆自製乾薑

簡單好上手！

用烤箱就能輕鬆做

接下來，就要為大家介紹本書的主題——「乾薑「的詳細做法。

一般來說，乾薑是將老薑蒸過之後乾燥而成。但原來的做法太耗費時間了，所以不斷有人問我：「有沒有更簡單的做法？」為此，我特地向石原診所療養部的鈴木主廚請教，最後終於開發出最快速、最簡單，誰都會做的乾薑自製法。

在各種的嘗試中，鈴木主廚認為最安全最好的方法就是**「80℃烤箱加熱法」**。如果家裡有烤箱或附烤箱功能的微波爐，一定要試試看。

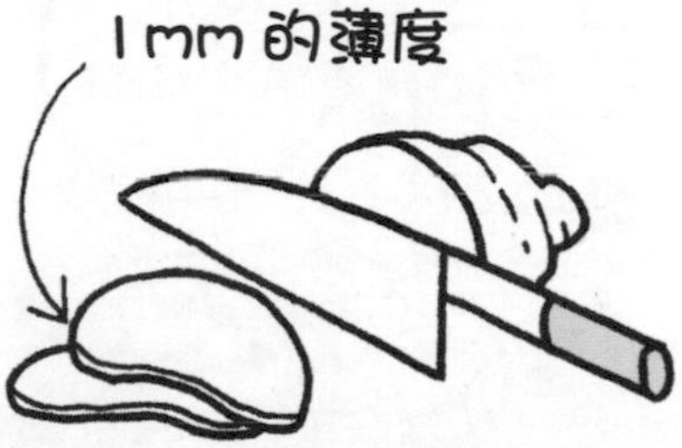

將老薑洗淨，切成 1mm 的薄片。

【做法】

①首先，將老薑切成 **1mm 的薄度**，一開始可以先用超市的便宜老薑（一盒約 100 公克左右）練習，等熟練後再換好一點的薑。

將薑皮上髒污的地方洗淨，但小心不要將皮弄傷，因為薑皮下有很多有效成份，如果弄傷很可惜。

切片的時候，要縱切切斷薑的纖維，並盡量越薄越好，如果太厚的話，乾燥時就會很花時間。

將薑片放到耐熱容器裡，用烤箱 80℃加熱 1 小時。

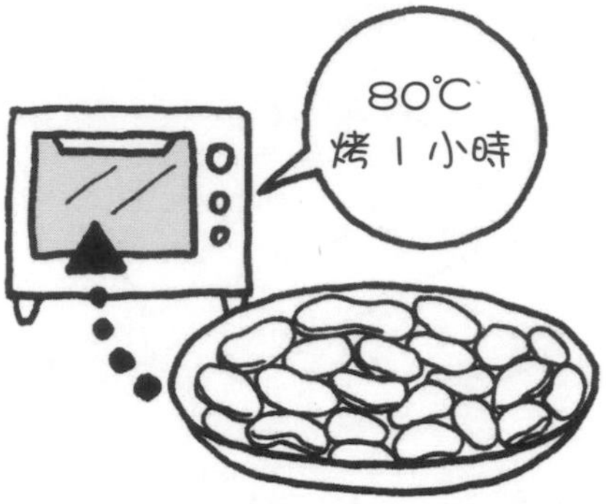

②將烤箱設定為80℃，時間設定為1小時。

雖然說是1小時，但完成時間會依薑片的數量及厚度、烤箱的性能有所變化，大約烤到45分鐘時，就要仔細確認薑片的狀態，只要看起來呈現乾枯狀態就是完成了，然後將薑片從烤箱取出。

如果經過1小時還沒完成，就再往後延10分鐘，不斷重覆，直到薑片烤好為止。另外，如果家裡的烤箱無法設定80℃，就用最接近的溫度嘗試即可，只要是100℃前後都可以，但小心不要太高，溫度太高很可能會破壞薑裡面所含的有效成分。

③將烤好的薑片晾乾，等它充分乾燥後就完成了。將它從烤箱中取出，放涼後裝進保存容器即

完成後，磨成粉裝入保存容器裡。

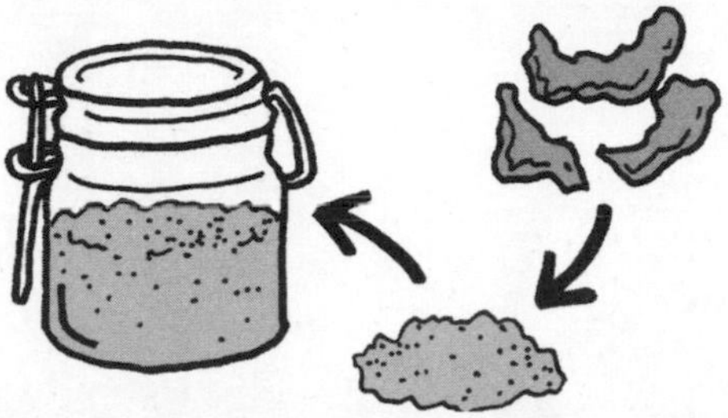

可。如果延長幾次時間後，薑片還是一直無法乾燥，就取出放在太陽下或室內曬乾。

這個方法厲害的地方是，蒸烤及乾燥可以同時進行，可以在短短1小時內做好大量的乾薑片。鈴木主廚還說：

「中藥炮製乾薑的方法，是經過加水蒸烤及太陽曬乾這個兩個步驟，蒸烤是為了讓薑辣素轉為薑烯酚，曬乾是為了容易保存。因此，我覺得只要能找到方法讓薑辣素轉為薑烯酚同時乾燥，就算不分成兩個步驟應該也沒問題。

所以，我就想到可以利用具有溫度管理功能的設備，用較低的溫度讓薑片生成薑烯酚，同時直接將薑片加熱到完全乾燥，這樣就不必再花費數次功夫，一次就能完成。而普通家庭裡可以加熱至80℃的調理器具只有烤箱，我觀察並嘗試許久，最後發現大約烤1小時就能得到與中藥的乾薑幾乎完全相同的成品。」

既然短短1個小時就能製作出來，就不必一次做很多出來保存了，這樣也能保證藥效及新鮮度。不過要特別注意的是，千萬不要使用一般的微波爐來製作乾薑，因為乾燥的乾薑很可能會燒起來，造成極大的危險。

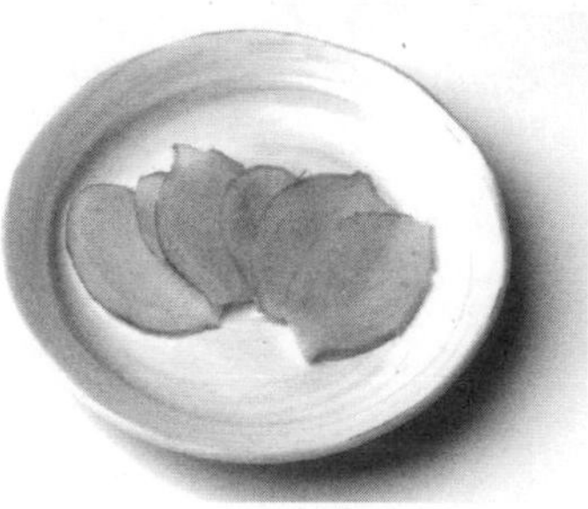

將老薑切成 1mm 的薄度，切太厚的話乾燥會很花時間。

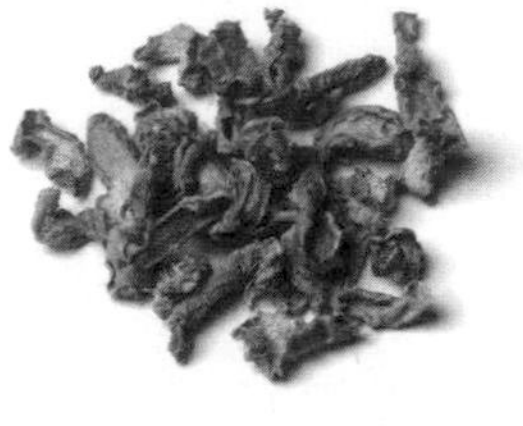

等到薑片看起來乾枯捲曲就完成了。

用蒸籠製作乾薑

將薑蒸過之後曬乾，是要透過加熱‧乾燥的過程來讓薑所含的藥效成分從薑辣素轉為薑烯酚。只要在100℃以下加熱，薑辣素就會轉變為薑烯酚，之前有人做過實驗，**只要加熱5分鐘，薑裡原本所含的薑烯酚就會變成原本的1.5倍**。

薑辣素與薑烯酚的化學構造非常相似，只要在薑辣素中取走一個水分子，就會變成薑烯酚，因此薑辣素轉為薑烯酚的生成反應被稱為「脫水反應」。

薑片經過加熱程序增加薑烯酚含量之後，透過乾燥工程又能增加更多的薑烯酚。乾燥也同樣是去除薑裡的水分，因此可以促進脫水反應。這個化學反應在家裡也可以做，完成後的成果就是乾薑了。

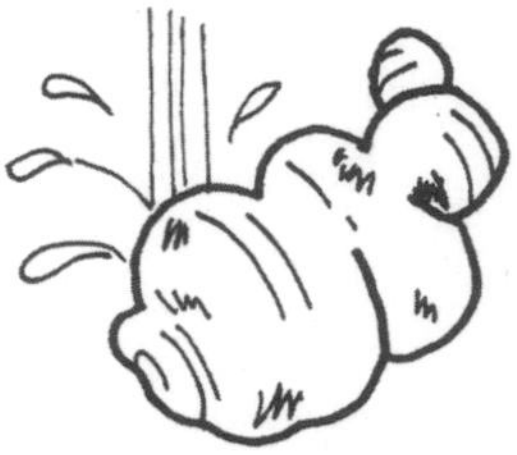

將老薑洗淨。

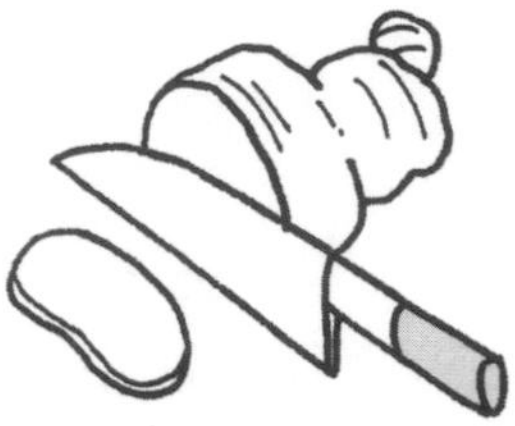

縱切切成 1mm 的薄片。

【做法】

①將薑皮洗淨，只沖洗髒污的地方。

由於**薑皮下有很多藥效成份**，**因此盡量不要傷到薑皮**，用菜刀或削皮器去掉發黑的部分即可。

②接著，將老薑切片，厚度大約 1mm 左右，**量縱切切斷薑的纖維**。由於薑的纖維很韌，因此切的時候要小心，不要滑掉，以免受傷。

③將切好的薑片上籠蒸烤，在蒸鍋或蒸

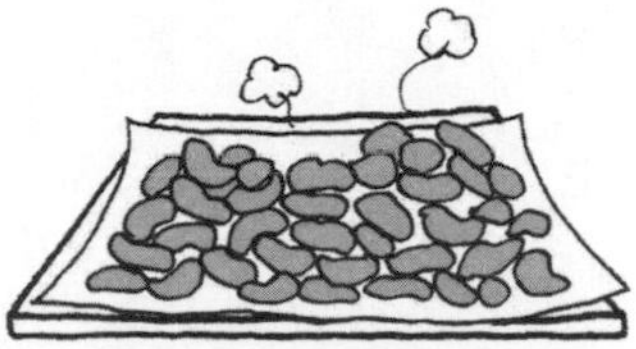

鋪開用太陽曬乾或在室內晾乾。

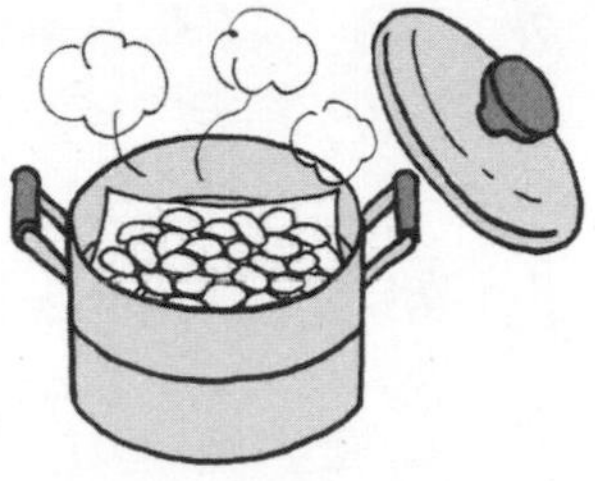

用蒸籠蒸約 30 分鐘。

籠底部鋪上料理紙，將薑片盡量分散鋪上，不要重疊，然後隔水加熱，**冒出蒸氣後蒸烤30分鐘左右，等到薑的香氣開始變甜之後就差不多蒸好了**。

薑辣素經過加熱後，不但會轉變成薑烯酚，還會產生薑油酮（Zingerone）這種芳香性揮發精油，那個甜香味就是薑油酮的味道，

④將蒸好的薑片曬乾，天氣晴朗的時候可以用日曬，在乾淨的陽台或窗邊鋪上料理紙，將薑片分散鋪上然後曬乾。

日曬最怕下雨，一旦下雨的話，就必須

趕緊收進室內。這裡推薦大家一個很好用的道具，就是露營專賣店等販賣的萬用晾曬網，它大約有3到4層，全體被網覆蓋，如果在日曬時突然下雨或是到了晚上，都可以直接拿進室內，繼續晾曬。

乾燥的時間，**如果是日曬大約一天，如果是室內則大約一週**，然後乾薑就完成了。要是沒有完全曬乾的話，乾薑會很容易發霉，因此一定要曬到整體都乾燥為止。

另外，前面提到的萬用晾曬網，是露營時用來曬乾碗盤或釣上來的魚用的，之所以全部用網覆蓋，就是怕曬魚的時候會有蒼蠅或鳥來吃，可以說是十分方便。

因此，如果在附近的露營專賣店買不到，可以去釣具店問問看。網上的戶外用品店也有賣這種萬用晾曬網，價格大約2到3百元左右。

用蒸籠加熱薑片的時候，一次大約只能蒸100公克左右的生薑。如果想一次蒸烤大量薑片，可以使用多層式蒸籠，就是我們常在港式飲茶店看到的蒸籠。另外，市面上也有販賣多層式電蒸鍋，選擇可說是十分多樣化。

另外要再次提醒大家，絕對不要使用微波爐製作乾薑。之前曾有人為了貪圖方便，直接用微波爐來烘乾薑片，結果**因為溫度太高，使得乾燥的薑片直接燃燒起來，可以說是非常危險**。

如果想使用微波爐，就一定要搭配微波爐專用蒸籠或矽膠蒸籠，使用方法會在後面說明。

省去蒸的步驟，只曬乾也可以

在中藥藥材裡，乾薑與生薑是不同的東西，經過蒸烤炮製的是乾薑，沒有經過炮製直接曬乾的是乾生薑，兩者功效和製作方法都不一樣。不過，即使只是單純曬乾，薑裡的薑烯酚也會增加，雖然沒有經過炮製後的乾薑那麼多，但比起生薑來說，它提升體溫效果還是比較好。

像金時薑這種比一般生薑更小的種類，大多沒有在市面上流通，但**它的藥效成分卻是一般生薑的4倍**，要不是它的產量實在稀少，實在是用來做乾薑的最佳選擇。因為它的藥效非常好，因此在網路上經常可以看到金時薑做成的薑粉。

不過，很可惜的是市面上還沒有出現金時薑製成的乾薑，含有4倍藥效的金時薑如果製成乾薑，想必效果肯定更加驚人。目前，金時薑製成的乾燥

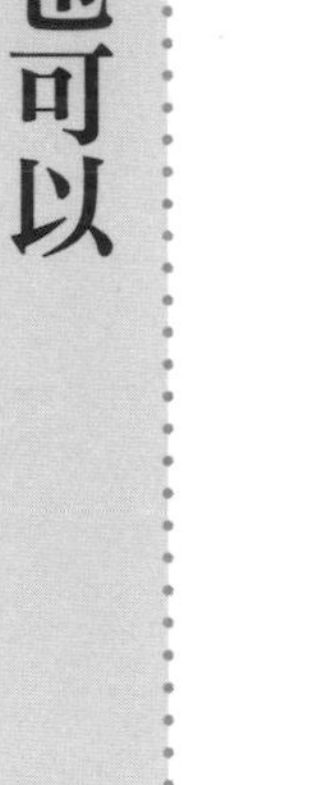

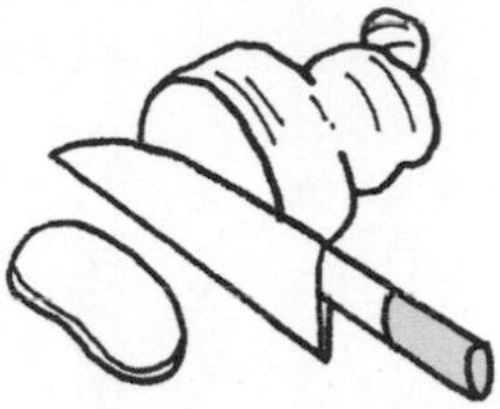

將老薑洗淨，切成 1mm 的薄片。

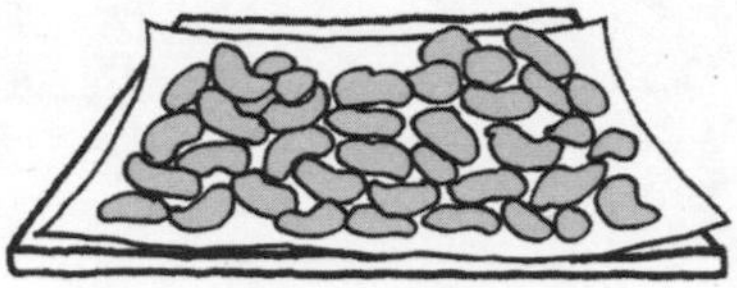

鋪開時盡量不要重疊，然後用太陽曬乾或在室內晾乾，等到它變得又乾又脆即可。

薑粉在市面上可以賣到 100 公克 500 到 600 元左右。

乾生薑的做法很簡單，同樣在家裡就能做，就是從製作乾薑的過程中省略「蒸烤」這個動作而已。

將生薑切成薄片，就這樣直接用太陽曬乾或在室內晾乾為止，如果家裡有前面提到的萬用晾曬網的話，那就更方便了。之後，只要將曬乾的生薑磨碎或切成細絲，就可以放在料理或飲料中了。

不過，既然都要在家裡自製薑的加工品了，也沒必要省那一點功夫，況且

乾薑的藥效要比生薑好太多，如果家裡有烤箱，其實還能省掉曬乾的過程，比做乾生薑還方便快速呢！況且市面上販賣的乾薑粉其實都是乾生薑粉，所以真正的乾薑粉也只有在家裡才能製作出來。

使用矽膠蒸氣盒製作更省事

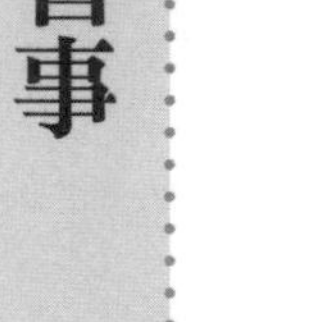

最近出了很多新的微波爐專用調理器具，像是微波爐專用煮飯盒或泡麵專用盒，微波爐專用平底鍋、微波爐專用烤魚盤，甚至還有微波爐專用的一人份義大利麵煮鍋、親子丼蒸鍋或豬排飯製作鍋等等。

在那些產品當中，我覺得最方便的是**矽膠蒸氣盒**。只要將食材放進去，加入必要的調味，再注入足夠的水，食材就能均勻受熱，最後做出好吃的蒸煮料理，對於想省時又怕麻煩的單身者而言是再方便不過的工具。這個矽膠蒸氣盒比起陶瓷材質的器具更能均勻受熱，不用擔心食材有的過熟、有的半生，而且矽膠外盒也不必擔心拿取時會燙傷，更別說它們的造型通常都時尚可愛，既輕又軟，購買也很容易。

我是在乾薑開始引起話題及熱潮之後，有一天突發奇想，覺得這個矽膠蒸氣盒似乎很適合用來加熱薑，實際上嘗試過後，發現它真的十分方便，連蒸籠都快被我束之高閣。

以前矽膠蒸氣盒很貴，而且只有進口的品質比較好，但現在它已經到處都買得到了。

那麼，要怎麼用矽膠蒸氣盒製作乾薑呢？很簡單，**只要將切片的老薑放進蒸氣盒，然後用微波爐加熱即可**。加熱時間隨薑片的數量及蒸氣盒的形狀有所不同，在剛開始製作時，大家可以仔細觀察情況，找出最適當的加熱時間。

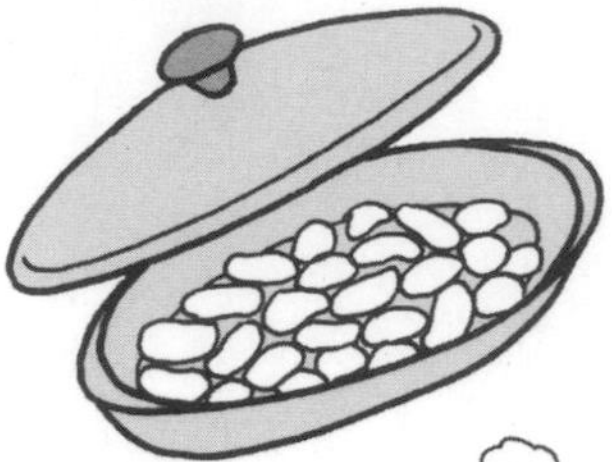

將老薑切成 1mm 的薄片，放進矽膠蒸氣盒。

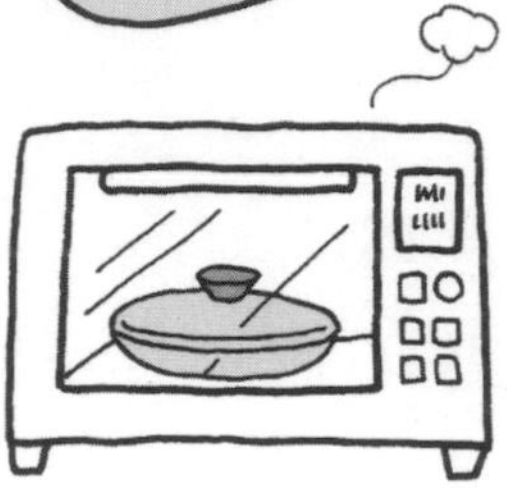

用微波爐加熱 10 ～ 15 分鐘，等到飄出香甜的氣味就完成了，之後再用太陽曬乾或在室內晾乾即可。

只要開始聞到香甜的味道，就代表薑片快蒸好了。用微波爐加熱大約只需15分鐘，比蒸箱的30分鐘少了一半，之後只要取出薑片再曬乾即可。

不過，因為矽膠蒸氣盒很容易染上味道，因此如果空間足夠的話，最好準備一個乾薑專用的蒸氣盒。如果不在意薑的味道，也可以用它來蒸煮蔬菜。大概2、3次味道就會消失。

做成粉末調味超方便

做好的乾薑，放進密封容器裡可以保存3個月左右。不過，如果保持原來的形狀，想加進料理或飲料中就會有點不方便，而且乾薑片看起來就像乾掉的黑木耳，外形實在不是很討喜。

因此，**最好的方式就是將乾薑磨碎或切成細絲保存**，這樣也更容易裝入小型密封容器裡，在使用及攜帶上也更方便，裡面還可以放一個超商買甜點都會送的小湯匙，這樣就萬事具備了。

這樣的乾薑粉可以隨身攜帶，想喝乾薑紅茶時，就可以在泡好的紅茶裡加入黑糖及乾薑粉即可，比起用生薑或薑泥更簡單，而且效果還更好。用量大約1／3小匙即可，不要太多，馬上就能完成好喝又健康的乾薑紅茶。

可以用食物料理機或研磨缽將乾薑磨碎，方便保存及使用。

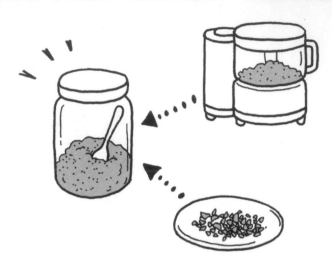

想將乾薑磨碎，可以用食物料理機、小型果汁機，雖然磨豆機也可以，但因為會薑的香味強烈，用磨豆機會染上味道，所以不推薦。

如果家裡沒有這些機器，也可以用磨芝麻用的研磨缽將乾薑搗碎，只是要花點時間。此外也可以將乾薑裝入較厚的塑膠袋（像保鮮袋或冷凍袋），再放到平地上用鐵槌敲碎。

如果有人覺得將乾薑磨碎這個過程很麻煩，也可以直接**用料理剪刀將乾薑片剪成絲**，雖然同樣要花點時間，但至少比用研磨缽搗碎乾薑快速多了。這裡要注意的是，因為**乾薑片很硬，所以不建議用菜刀切絲**，以免一不小心受傷。

在最正統的中藥醫學裡，是用一種叫「藥碾子」的專業道具將藥材碾碎，日文叫「藥研」。它們通常是用石材、鐵、木材或陶瓷製成，形狀如船且中間凹陷，利用人的手腳來回壓碾將藥物粉碎，比乳缽有更強的研磨力。因為形狀像船，所以也叫研船或藥船。

藥碾子是中藥用來磨碎植物根須、木皮或動物乾體的利器，大家應該在古裝裡看過。使用時，可以用手或腳放在轉輪兩旁的握把，用力來回滾壓，就能藉由磨擦力將藥材磨成細粉，每次看到店家這樣將藥材磨成粉，都覺得很有傳統中醫的味道。

這個藥碾子不只被用來研磨藥材，也可以用來磨碎乾辣椒等香辛料，甚至還能用來調配煙火的火藥，可以說用途十分廣泛。

像青森縣的「藥研溫泉」、東京及廣島的「藥研堀」等地，都是因為地形像藥碾子才如此取名，藥研溫泉的溫泉口很像藥碾子，而藥研堀則是其橫切面就像藥碾子一樣呈V字形。

不過，比起直接保存乾薑片，磨碎後的粉末或乾薑絲比較容易吸收濕氣，因此保管時要特別注意，盡快使用完畢。一旦**乾薑粉或乾薑絲變潮濕**，**就有發霉的可能**。

如果家裡濕氣重，最好還是在裝著乾薑粉的密封容器裡放置乾燥劑，這樣比較安心。中藥店都有這樣的乾燥劑，大家可以去那裡購買或詢問老闆哪裡有賣。

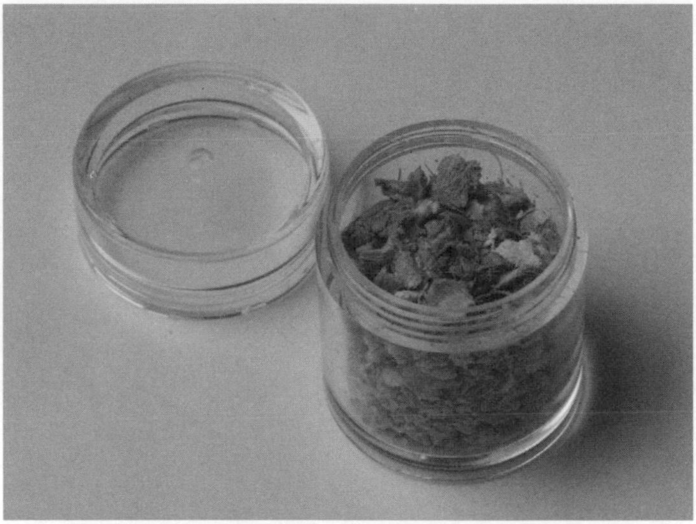

乾薑磨碎後放入這樣的密封容器裡，才能保存比較久。想隨身攜帶可以放到調味瓶裡，這樣使用起來更方便。

（薑的同伴們）

・茗荷……薑科薑屬的多年生植物，據說是和薑一起同時傳到日本。茗荷和薑都是香味強烈的植物，但香味較強的薑在當時被稱為「兄香」（Senoka），香味較弱的茗荷則被叫做「妹香」（Menoka），流傳到後來變成異音的「生姜」（Syouga）及「茗荷」（Myouga）。薑主要是食用其根莖的部分，但茗荷則是食用花蕾及嫩芽的部分。

・薑黃……薑科薑黃屬的多年生植物，通常被用做香料、染料及藥材。英文名稱叫「Turmeric」，別稱有「黃薑」及「黃染草」等；在印度是咖哩的主香料之一，稱作「HALDI」。通常是在冬季莖葉枯萎時採挖，清洗去皮後蒸煮5、6個小時直到熟透，再曬乾磨碎。薑黃最重要的藥效就是多酚類的薑黃素

（Curcumin）。具有抗癌、抗氧及抗發炎等效果。

• 莪朮……薑科薑黃屬的多年生植物，原產於喜瑪拉雅山，別名「青薑」。與薑黃及春薑黃（鬱金）屬於不同種類，在沖繩或屋久島等比較溫暖的地方才有種植。根莖多做為藥用，具有芳香健胃的效果，莪朮在藥用上幾乎和生薑是同一個效果，多用於胃腸衰弱、消化不良或噁心想吐的症狀，對消化機能很有幫助。此外，它也可以用來治療感冒、鎮痛或月經不順等。

• 豆蔻……和薑一樣屬於歷史最悠久的香料之一，是薑科小豆蔻屬的多年生植物。原產於印度、斯里蘭卡及馬來半島。與薑使用根莖、茗荷使用花苞不同，豆蔻是將其種子乾燥後拿來利用。豆蔻與胡椒並稱為「香料之王」，具有高貴優雅的香味，除了被用在咖哩香料裡，也被用在茶飲或番紅花飯之中。豆蔻自西元前4～5世紀開始就被當成藥材使用，用來治療泌尿系統的疾病，也具有消脂的功能。飯後咀嚼豆蔻可以促進唾液分泌，對消化吸收很有幫助，也可以預防口臭，因此現在歐洲某些地方仍有在飯後咀嚼豆蔻的習慣。

- 益智子……薑科豆蔻屬的多年生植物，大多分佈在中國南部。其果實「益智仁」被用作藥材，具有整腸健胃、抗利尿、抑制唾液分泌等功用。

- 月桃……薑科山薑屬的多年生植物，大多分佈在亞洲的熱帶及亞熱帶地區。除了被當成觀賞植物之外，它的葉片還能製成精油及香料，種子則是乾燥後做為藥材或茶飲，當作藥材使用時有整腸健胃的功效。月桃是台灣土生土長的在地植物，在沖繩叫砂仁，在大東島及八丈島叫做束荷，在小笠原則叫花束荷。

- 蘘荷花……薑科蘘荷屬的多年生植物，原產於泰國清邁一帶，

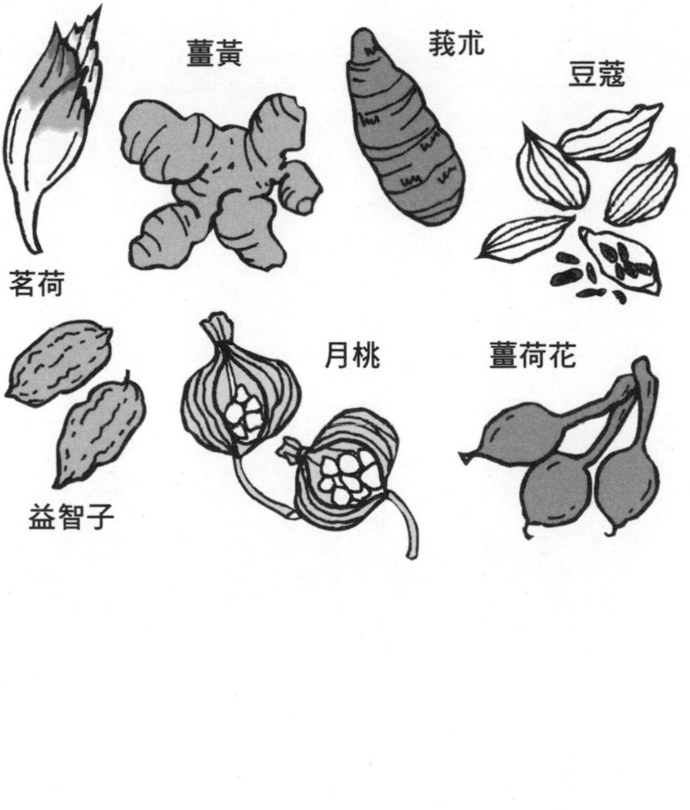

在日本為觀賞用植物，但泰國則將其根莖用於咖哩粉或藥材。

第4章

對症吃更有效

乾薑健康食譜

Recipe

01

乾薑紅茶

＊早中晚都可以飲用，乾薑的代表性Menu

（治療症狀）

預防感冒、頭痛・腰痛、膝痛等疼痛、支氣管炎、高血壓、高血脂、糖尿病、肝病、心肌梗塞及腦梗塞、身體冰冷、膀胱炎、減肥、疲勞、肩膀痠痛

乾薑＋紅茶＋黑糖是提升體溫最好的配方，因為它們都具有提升體溫的效果。因此，搭配了三者的乾薑紅茶，對於各種疾病的預防、改善體質及防止身體冰冷都有絕佳的效果。特別是因水腫而肥胖的人，乾薑紅茶能利水利尿，活化新陳代謝，因此十分推薦。只要用乾薑紅茶代替每天喝的飲料，就會獲得健康生活。

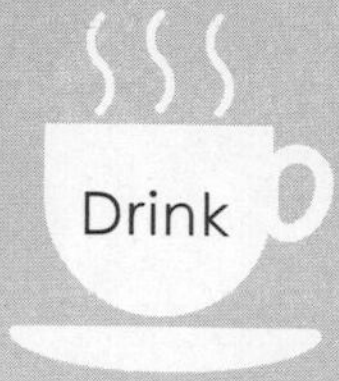

＊材料（1人份）

乾薑粉……1／2小匙

黑糖（蜂蜜可）……適量

紅茶……茶包1個

＊做法

❶ 在放入紅茶包的杯裡注入熱水，濃淡隨意

❷ 加入乾薑粉及黑糖，仔細攪拌即可

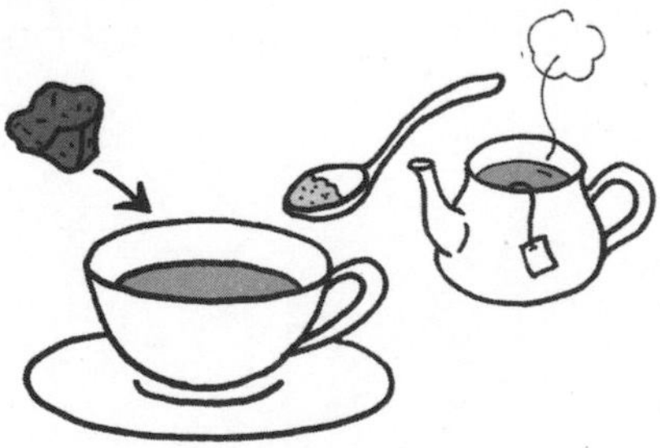

Recipe 02

乾薑梅乾番茶

*加入梅乾，效果倍增

（治療症狀）

腹瀉、婦科疾病、胃炎、胃潰瘍、便秘、腰痛、腹痛、噁心嘔吐、身體冰冷、感冒、支氣管炎、疲勞、食欲不振、低血壓

這個茶飲提升體溫的效果非常好，對腹瀉、便秘、噁心嘔吐、腹痛等胃腸疾病及不適有立即的療效。乾薑能提升體溫，梅子可解毒整腸、恢復疲勞，醬油及番茶同樣可提升體溫，加在一起效果可說是大加乘，建議每天可飲用1到2杯。

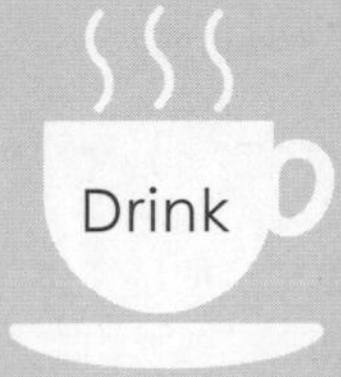

＊材料（1人份）

乾薑粉⋯⋯1／2小匙

梅乾⋯⋯1顆

醬油⋯⋯適量

番茶⋯⋯1杯

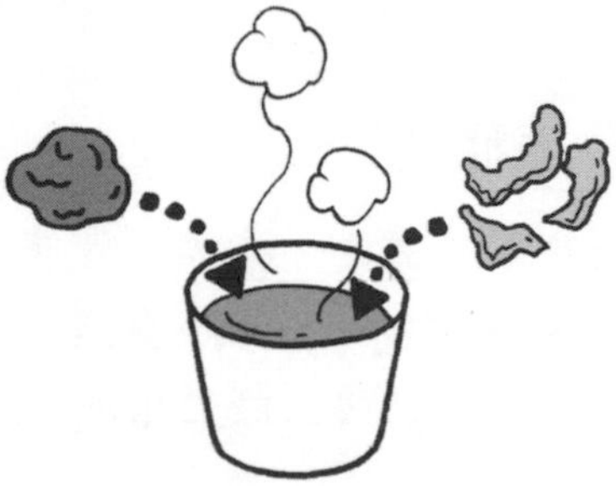

＊做法

❶ 將梅乾去籽放入杯中，用筷子等壓碎

❷ 加入醬油仔細攪拌

❸ 再加入乾薑粉拌勻

❹ 倒入熱番茶，仔細攪勻

Recipe 03

乾薑薑汁汽水

＊最適合夏天，健康清涼的飲料

（治療症狀）

預防感冒、頭痛・腰痛、膝痛等疼痛、支氣管炎、高血壓、高血脂、糖尿病、肝病、心肌梗塞及腦梗塞、身體冰冷、膀胱炎、減肥、疲勞、肩膀痠痛

如果冬天適合喝乾薑紅茶，夏天就需要更清爽冰涼的飲料。許多人在夏天會喝太多含糖飲料，對健康不好。這裡推薦大家試試「乾薑薑汁汽水」，乾薑可以幫助身體排除過度補充的水分，促進代謝，讓身體不易水腫。

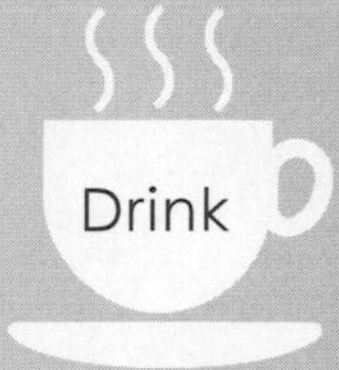

＊材料（1人份）

乾薑粉……1／2小匙

黑糖……適量

汽泡水……1瓶

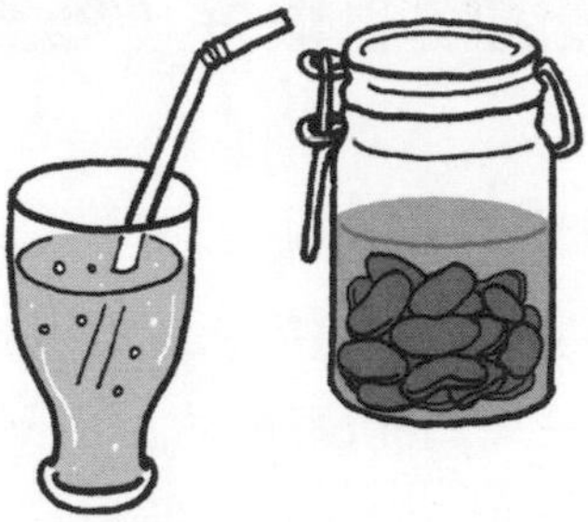

＊做法

❶ 將乾薑粉和黑糖放入玻璃杯

❷ 將冰透的汽泡水慢慢倒入杯裡

❸ 輕輕攪拌即可

Recipe

04

加水乾薑燒酎

*睡前喝也很好（藥酒）

（治療症狀）

感冒、冠狀動脈硬化、心肌梗塞、憂鬱症、自律神經失調、身體冰冷、肩膀痠痛

放了乾薑粉的「加水燒酎」很適合在睡前喝，可以提升體溫，讓睡眠品質變好。但要注意不要飲酒過量，只要保持適量，這個藥酒可以幫助預防身體冰冷及血管栓塞。由於它能促進血液循環，因此很適合血液循環不好及肩膀痠痛的人。燒酎還含有血栓溶素（Urokinase）這個酵素，可以讓血液變清澈，預防腦梗塞及心肌梗塞。

Drink

＊材料（1人份）

乾薑粉……1／2小匙

燒酎……適量

熱水……適量

＊做法

❶ 將熱水倒入大啤酒杯或耐熱水，約6分滿

❷ 加入乾薑粉仔細攪拌

❸ 加入燒酎

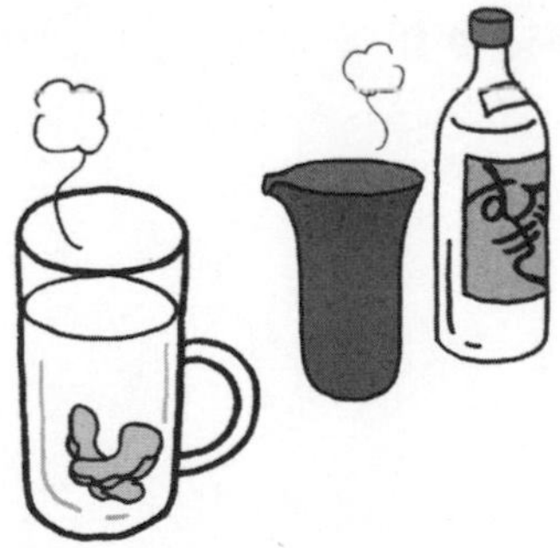

Recipe 05

乾薑水果調酒

＊清爽的香氣及口感，讓身體暖呼呼

（治療症狀）

身體冰冷、感冒、咳嗽、食欲不振、疲勞、動脈硬化、便秘

水果調酒（Sangria）是由紅酒、水果丁、糖漿、烈酒與蘇打水調製而成，是西班牙的傳統飲品。「Sangria」源自西班牙語中的「Sangre」，意思是血。原本紅酒就有提升體溫的效果，再經過加熱及加入乾薑粉，更能促進血液循環，讓全身暖呼呼。水果可以使用蘋果，蘋果皮含有整腸健胃的果膠，可以連皮使用。

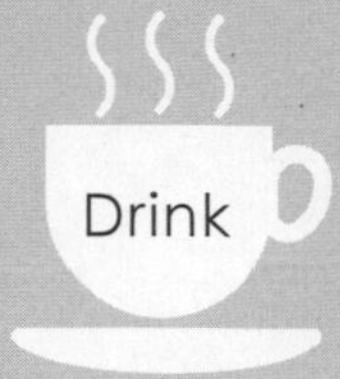

＊材料（1人份）

乾薑粉……1／2小匙

柑橘、檸檬、蘋果……各1顆

紅酒……750 ml

肉桂棒……1根

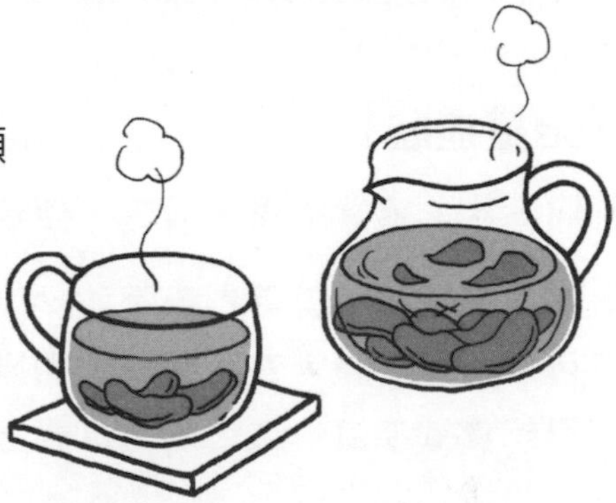

＊做法

❶ 將水果洗淨拭乾，將柑橘及檸檬去皮切片，蘋果則連皮切成丁

❷ 在廣口的密封容器裡倒入紅酒，再放進水果及肉桂棒，靜置一晚

❸ 將想喝的量倒入鍋裡加熱，在沸騰前關火

❹ 倒入杯子裡，再加進乾薑粉攪勻即可

Recipe

06

乾薑蔬菜湯

＊藉由乾薑藥效讓身體暖呼呼的湯品

（治療症狀）

身體冰冷、食欲不振、胃乏、便秘

這道湯很適合宿醉等胃部不適、沒有食欲的人食用，滿滿的蔬菜可以撫慰身體，充足的植物纖維也能緩解便秘。若是疲勞過度引起食欲不振，這道湯可以馬上喚起你的食欲。

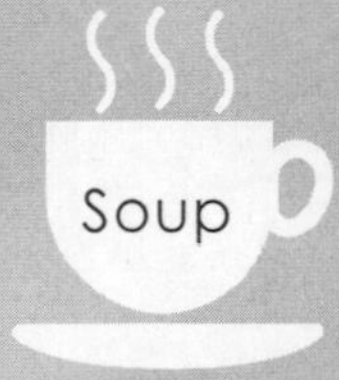

＊材料（1人份）

乾薑粉……1／2小匙

洋蔥……1／4顆

滑菇……1／4包

高湯……250 ml

鹽巴……1小匙

白菜……半顆

胡蘿蔔……1／8根

巴西里（切碎）……少許

酒……1大匙

胡椒……少許

＊做法

❶ 將白菜、洋蔥、胡蘿蔔切片，滑菇去根後剝散

❷ 將巴西里以外的材料放進鍋中燉煮

❸ 等食材都入味後，散上巴西里

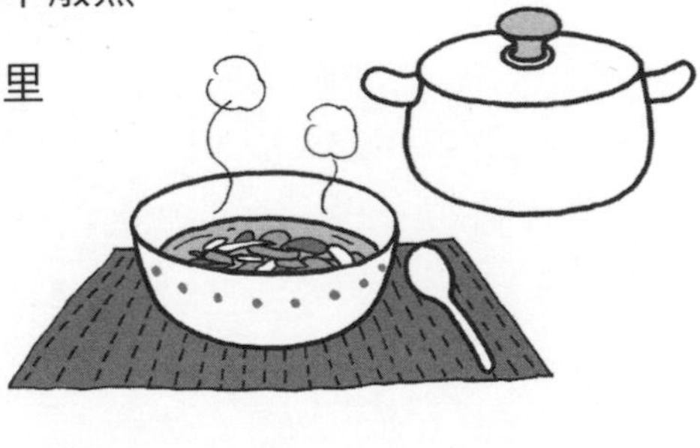

Recipe

07

半熟鰹魚撒乾薑

＊辛辣口味的健康菜色

（治療症狀）

高血壓、骨質疏鬆、預防老化、動脈硬化、疲勞、肩膀痠痛、濕疹、皮膚炎、膽結石

鰹魚除了含有鮮味成分的肌苷酸（inosinic acid），還含有豐富的維他命D、維他命E、維他命B1、牛磺酸、DHA等營養成分，搭配乾薑粉更能提升它的效果。在容易累積疲勞的夏天，是一個最適合用來補充營養及體力的菜色。

Food

＊材料（1人份）

乾薑粉……1／2小匙

半熟鰹魚……1人份

＊做法

❶ 將買來的半熟鰹魚鋪盤，撒上乾薑粉

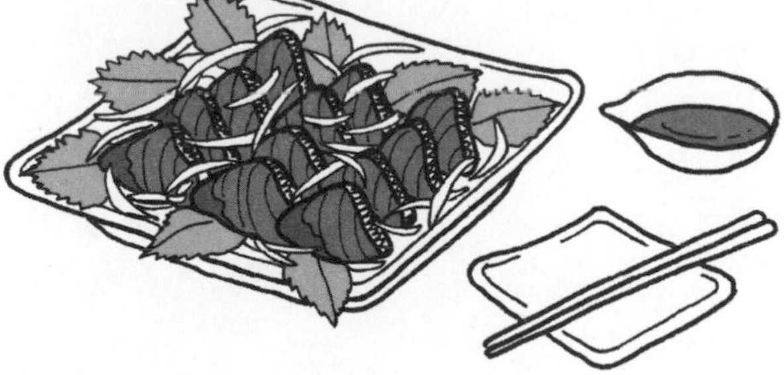

Recipe

08

楓糖土司撒乾薑

＊為重要的早晨補充活力吧！

（治療症狀）

預防感冒、頭痛・腰痛、膝痛等疼痛、支氣管炎、高血壓、高血脂、糖尿病、肝病、心肌梗塞及腦梗塞、身體冰冷、膀胱炎、減肥、疲勞、肩膀痠痛

這道早餐能馬上提振精神，一大早就讓人活力全開。有時候想吃點點心填一下肚子，也可以用它代替零食。

Food

＊材料（1人份）

乾薑粉……1／2小匙

土司……2片

奶油……適量

楓糖……適量

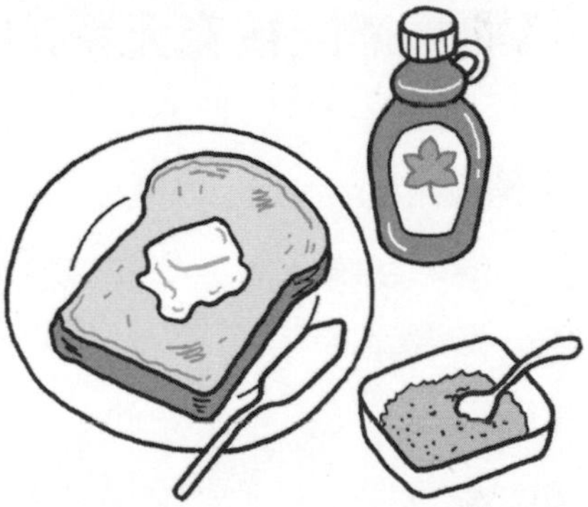

＊做法

❶ 在土司上吐抹奶油及楓糖，最後撒上乾薑粉，送進烤箱烘烤即成

Recipe

09

小松菜魩仔魚乾薑炒飯

＊低熱量卻能補充元氣的炒飯

（治療症狀）

食欲不振、身體冰冷、失眠、高血脂、高血壓、預防老化、活化肝臟、宿醉

＊材料（1人份）

乾薑粉⋯⋯1／2小匙

白飯⋯⋯1碗

魩仔魚⋯⋯50g

小松菜⋯⋯1／2把

長蔥⋯⋯1／8根

麻油⋯⋯少許

醬油⋯⋯1／2大匙

酒⋯⋯1／2大匙

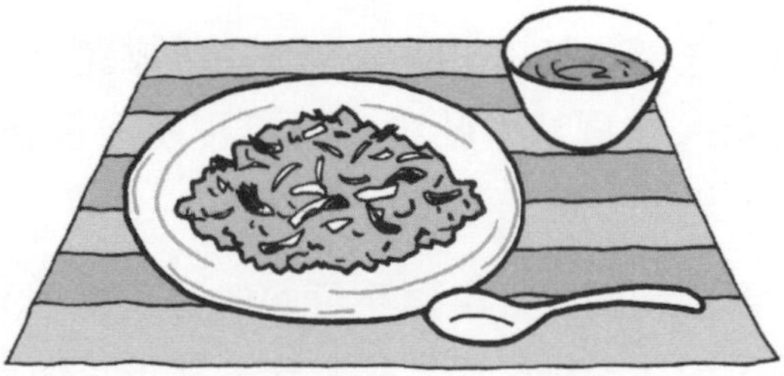

＊做法

❶ 將小松菜切碎，加上魩仔魚、長蔥，用麻油仔細拌炒

❷ 加入白飯及乾薑粉，拌炒過後，淋上酒及醬油調味

Recipe 10

外帶炒飯撒乾薑

＊直接在外帶炒飯上撒乾薑粉即可！

（治療症狀）

預防感冒、頭痛・腰痛、膝痛等疼痛、支氣管炎、高血壓、高血脂、糖尿病、肝病、心肌梗塞及腦梗塞、身體冰冷、膀胱炎、減肥、疲勞、肩膀痠痛

忙到沒時間的人也隨手可做的健康料理，無論是外面買來的炒飯，或在家用剩菜剩飯製作，都可以做出健康又美味的料理。

＊材料（1人份）

乾薑粉⋯⋯1／2小匙

外帶炒飯⋯⋯1人份

＊做法

❶ 如果是外帶炒飯，就直接撒上乾薑粉；如果是自己在家用剩菜剩飯做的炒飯，就在完成後撒上調味即可

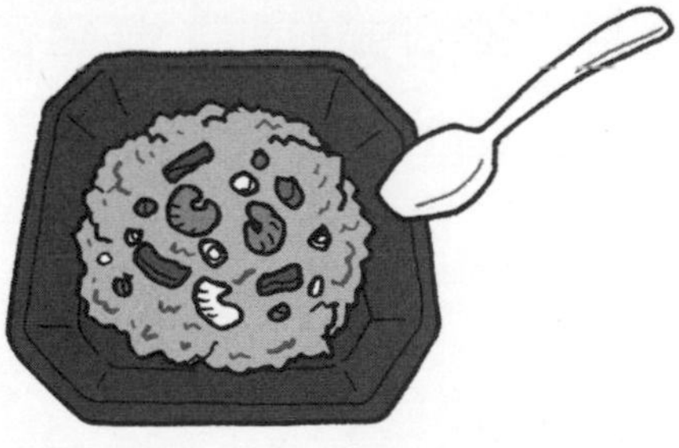

Recipe

11

蒜香乾薑炒烏龍

＊用乾薑及蒜頭來補充精力！

（治療症狀）

恢復疲勞、滋陰養生、食欲不振、高血脂、高血壓、更年期障礙、身體冰冷、失眠、減肥、預防感冒、預防老化

蒜頭和薑一樣都擁有絕佳的藥效及營養，當中以增精素（scordinin）這個成分最為重要，它能增強體力和精力，還可增進維生素B1的吸收利用，促進能量的正常代謝，減少疲勞。蒜頭的另一個成分是大蒜素（allicin），能增進胃腸蠕動，解決食欲不振的問題，同時預防感冒及老化。

Food

＊材料（1人份）

乾薑粉……1／2小匙

蒜頭……1瓣

洋蔥……1／4顆

烏龍麵……1把

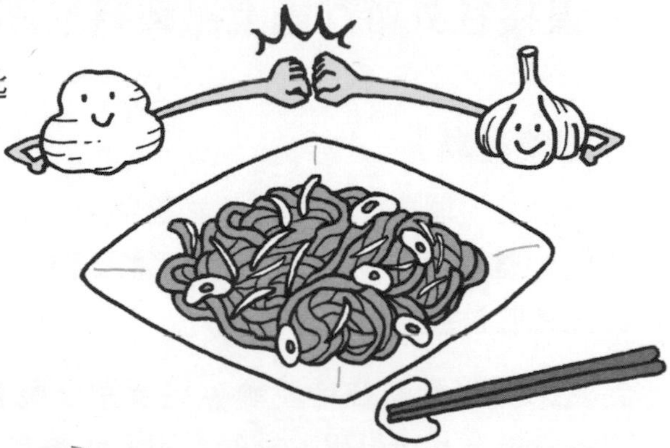

＊做法

❶ 以沙拉油熱鍋後，將切好的蒜頭及洋蔥放入翻炒，也可加入喜歡的配料

❷ 將烏龍麵用沙拉油炒散，加入(1)的材料及乾薑粉，最後調味

Recipe 12

外帶炒麵撒乾薑

＊直接在外帶炒麵上撒乾薑粉即可！

（治療症狀）

預防感冒、頭痛・腰痛、膝痛等疼痛、支氣管炎、高血壓、高血脂、糖尿病、肝病、心肌梗塞及腦梗塞、身體冰冷、膀胱炎、減肥、疲勞、肩膀痠痛

到處都買得到的各種炒麵，只要撒上乾薑粉就能變身健康料理。當然，也可以用家裡的剩菜及麵條自製哦！

Food

＊材料（1人份）

乾薑粉……1／2小匙

外帶炒麵……1人份

＊做法

❶ 如果是外帶炒麵，就直接撒上乾薑粉；如果是自己在家用剩菜做的炒麵，就在完成後撒上調味即可

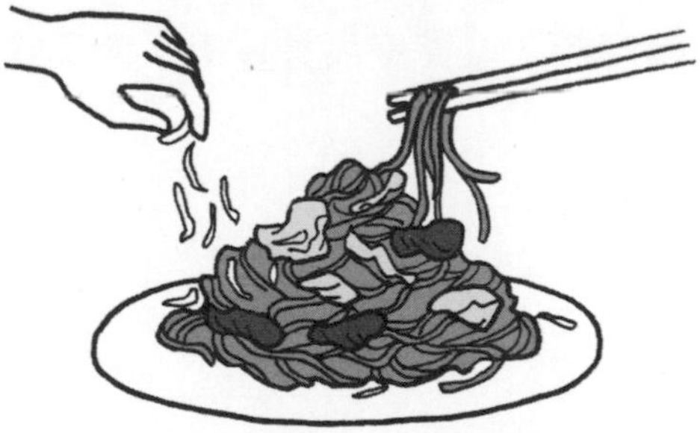

Recipe 13

乾薑火鍋

*夏天吃同樣美味的「暖呼呼菜單」

（治療症狀）

預防感冒、頭痛・腰痛、膝痛等疼痛、支氣管炎、高血壓、高血脂、糖尿病、肝病、心肌梗塞及腦梗塞、身體冰冷、膀胱炎、減肥、疲勞、肩膀痠痛

「火鍋」經常被視為冬天的標準菜色，但現代人夏天大多待在過冷的冷氣房、喝太多冷飲，加上夏天容易失眠，因此反而更需要提升體溫。火鍋加上乾薑，可以最大限度提升體溫，讓身體暖呼呼，當然不只是夏天，冬天吃效果更加倍！

＊材料（1人份）

乾薑粉……1／2小匙

火鍋……1人份

＊做法

❶ 準備好自己喜歡的火鍋，撒上乾薑粉即可

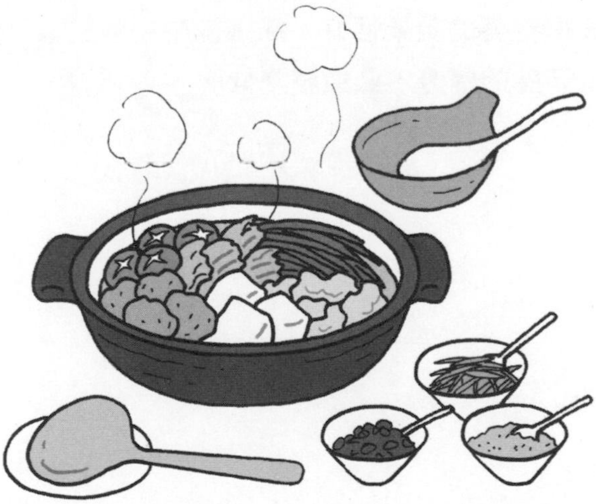

Recipe
14

乾薑蜂蜜果凍

＊恢復疲勞、壓低血壓，健康滿分的甜點

（治療症狀）

恢復疲勞、食欲不振、倦怠、胃腸不適、腹痛、肩膀痠痛、高血壓、中暑、預防感冒、止咳、預防黑斑及雀斑

想吃甜食時，推薦大家吃這一道。檸檬汁所含的維他命C，可以有效預防感冒及黑斑、雀斑等肌膚問題，檸檬酸及蜂蜜則對恢復疲勞的效果很好。蜂蜜當中所含的礦物質還能幫助身體排出多餘的鹽分，讓血壓降低。

Dessert

＊材料（1人份）

乾薑粉⋯⋯1／2小匙

水⋯⋯125 ml

檸檬汁⋯⋯1小匙

蜂蜜⋯⋯1／2大匙

果凍粉⋯⋯2.5 g

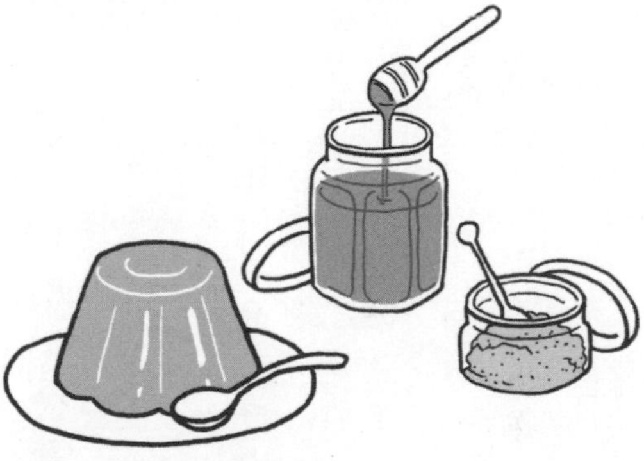

＊做法

❶ 將檸檬汁及蜂蜜仔拌勻，加入乾薑粉

❷ 在鍋裡加入水及果凍粉後加熱，再放入(1)攪拌

❸ 放涼後倒入容器裡，再放入冰箱冷藏

（薑的各種文化）

・波自加彌神社……位在石川縣金澤市，是日本唯一祭祀生薑的神社。創建於養老2年（718年），據說是奈良時代為了祈雨而供奉生薑，從而開始「生薑祭祀」。江戶時代，所有加賀、越中、能登的料理店主都會前去參拜，同時做為醫藥之神的信仰中心，很多藥師也會前來參拜。

主神是波自加彌神，是全日本唯一的食產神，主管調味、醫藥、五穀豐收。神社的名稱源自胡椒、山椒、山葵等辛香料的古語「HAZIKAMI」。

神社境內還祭祀著將生薑作為藥材從朝鮮半島帶至日本的武內宿禰命，此外，神社附近據說古來就是生薑的種植地。

【薑的小常識❹】

・薑汁啤酒……在薑汁汽水發明之前，就已經是英國流傳許久的傳統飲料，用薑泥和糖發酵而成。比起現在的薑汁汽水味道更濃、薑的刺激更強烈。英國現在仍有許多家庭會自製薑汁啤酒做為日常飲料。

・薑汁汽水……1890年誕生於加拿大多倫多的清涼飲料，當時是在薑汁裡加入果汁及香料調製而成，通常在藥店裡販賣。在20世紀時傳到美國，從此以後成為世界各地鍾愛的飲料。許多調酒也會加入薑汁汽水，最著名的就是莫斯科驢子（Moscow Mule）和琴霸克（Gin Buck）。

・薑汁餅乾……在材料中加入薑汁燒烤而成的餅乾，和薑汁麵包屬於同類產品，英文名稱除了「Ginger cookie」，也叫做「Ginger snack」或「Ginger snap」。除了薑之外，裡面還會放入肉桂、肉豆蔻等香料或可可亞，再加入黑糖或蜂蜜調味。大部分的薑波自加彌神社，日本唯一祭祀生薑的神社。

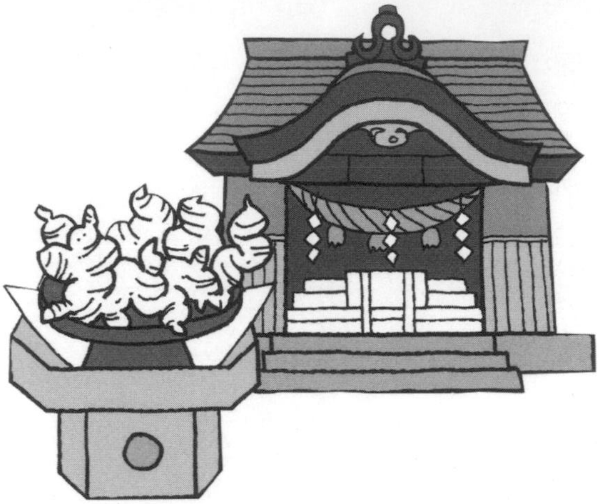

汁餅乾都會做成人形，就是我們在聖誕節常看到的薑餅人，據說是用來紀念推廣薑汁麵包的亨利八世。

還有用薑汁餅乾蓋成的點心「薑餅屋」，也是聖誕節常見的裝飾，從裡到外的主體和傢俱全都是用薑餅＋蛋白霜做成的，其原形來自格林童話中的《糖果屋》。

第5章

乾薑這樣救了我

長年煩惱瞬間解消！

「一直吃藥都治不好的高血壓，3個月就恢復正常」

Y.T.　43歲男性　開店

我從年輕時開始就有高血壓，過了35歲之後連血糖值都變高了。因為我完全就是三高的肥胖體型，醫生警告我，如果再這樣下去，就要小心生活習慣病纏身。

但是，即使認真服用醫生開的降血壓劑，我的血壓仍然一直降不下來，高的時候高達180，低的時候也有150以上。再這樣下去，我不是一輩子都得靠藥物控制，就是會因為高血壓及糖尿病的併發症而早死，因此我十分的苦惱。

某天，一個客戶的社長夫人告訴我：「要不要試試看乾薑？」她哥哥和我同樣是肥胖體型，有高血壓的困擾，聽人家說乾薑很好，他就嘗試吃了一陣子，沒想到高血壓竟然大大地改善了。我就像是抓到救命的稻草一樣，立刻請對方分了一些乾薑給我，還仔細問了它的製作方法。

因為我不會做菜，所以是請我太太幫忙做乾薑，她聽到以後非常高興地說：「我以前就聽說薑對身體很好，既然要做，就連全家人的份都一起做好了，大家一起變健康。」

乾薑的使用方法非常簡單，**只要把所有的料理都加上磨碎的乾薑**，再來就是每天都喝4、5杯加了乾薑的乾薑紅茶。同時，我也把**每天都會喝5、6瓶的啤酒戒掉了，改喝放了乾薑的加水乾薑燒酎，冰涼飲料也全部換成了乾薑紅茶**。

據說乾薑之所以能改善高血壓，是因為它能提升體溫排出多餘的水分，自從開始食用乾薑之後，我連晚上睡覺的服裝都換成長袖長褲，肚子還會圍一塊肚圍。因為我很會流汗，所以之前都穿短袖短褲睡覺，想說晚上睡覺穿太熱對身體不好，看來完全是錯的。

同時，因為聽說熬夜也會造成高血壓，我便開始早睡早起，其實也只是把拖到半夜的工作換成一大早起來做而已。其實我在晚上工作效率不彰，因此每次都拖拖拉拉才能完成，換到早上做之後，效率反而增加了。

如果早上沒有工作要做，我就會到附近去散步，適當的運動對降低血壓也很有幫助，在早晨清新的空氣中漫步，讓人一整天都會神清氣爽。

這樣自律的生活持續了一陣子，3個月之後，我的血壓就降到了130，算是勉強到達了平均值，我終於可以對高血壓說拜拜了。

食物及飲料全都換成乾薑料理！

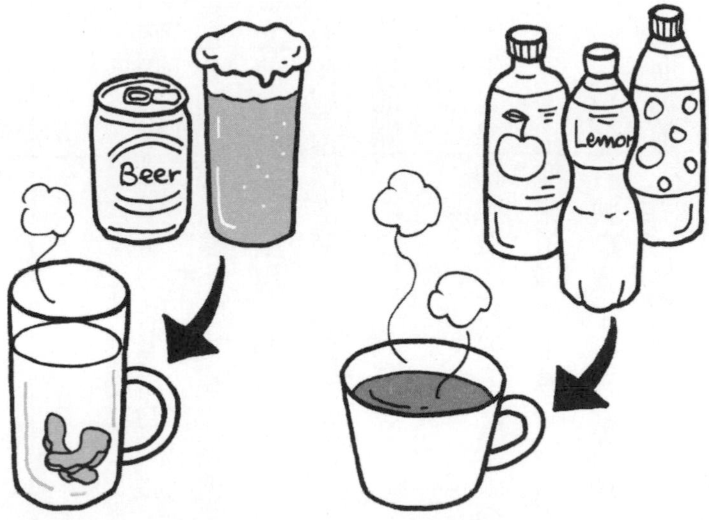

啤酒換成加水乾薑燒酎　　冰涼飲料換成乾薑紅茶

「不斷惡化的糖尿病，吃了乾薑後越來越好」

H.I. 46歲女性 公司主管

雖然糖尿病聽起來是中年男性專有的病症，但近年來女性患者也有增加的趨勢。我是在公司的健康檢查時被說血糖值過高，經過精密檢查後確診為糖尿病。其實之前我就已經出現了類似消渴的症狀，結果真的是糖尿病。原因大概是我喝太多酒和經常暴飲暴食的關係，加上我父母那方也有人得糖尿病，所以也有遺傳的關係。

我的體質天生對藥物過敏，只要一吃藥就會起紅疹，被診斷出糖尿病之後，我和醫生商量，請他開了副作用較少的藥物試試看，結果一吃還是起紅疹，最後醫生說我只能打胰島素了。正當我走投無路時，朋友告訴我「中藥的乾薑可以降低血糖值」，我就抱著死馬當活馬醫的心情開始食用乾薑。

我先用朋友分給我的乾薑製作乾薑紅茶飲用，沒想到竟然這麼好喝，完全沒有中藥的感覺，因為我實在很喜歡乾薑紅茶的味道，便請朋友教我製作方法，在家做了大量的乾薑。我之前為了做中華料理買了蒸籠，這次就用它一次蒸烤了大量的薑。

在蒸烤生薑的期間，房子全是薑清爽的香味，讓人感覺非常舒服，光只是聞到這個香味，就讓人覺得自己的身體會變得更健康。我將一張小桌子搬到陽台上，鋪上報紙，把蒸好的薑放在上面曬乾，中間還忍不住拿了一片乾燥到一半的薑片咀嚼。

乾薑曬好之後，我將它加在紅茶及每道料理之中，朋友教我用食物調理機將乾薑打成粉，但**我更喜歡用剪刀將乾薑剪成細絲，放到味噌湯或其他湯類中一起煮，或和沙拉拌在一起**。現在要是吃東西時沒有放乾薑，我都會覺得少了什麼一樣，風味不夠。

因為這樣，我的糖尿病竟一天天地好起來，被診斷出糖尿病時，我空腹的血糖值就超過200，開始食用乾薑1個月後降為150，2個月後降為120左右，到現在已經第3個月了，血糖值已經降到100以下，醫生說已經恢復正常的標準。

而且變好的不只我的血糖值，之前我一直睡不好，不吃安眠藥就很難入睡，好不容易睡著了，又會在半夜因為上廁所或其他事情醒來，導致睡眠斷斷續續，因此每天早上都頭昏腦脹，要等到下午才會清醒。

當我開始食用乾薑後，半夜就不會再一直醒來，一到晚上12點就會想睡，也很快就會睡著，然後一覺到天明。每次起床都發現流了一身的汗，頭腦也整個神清氣爽，這是我之前從來沒經歷過的，簡直就像回到了毫無煩惱的孩童時代一樣。

託乾薑的福，原本有點肥胖的體烈也變瘦了，手腳也不再水腫，可以說我的生活中已經不能沒有乾薑了。

用剪刀將乾薑剪成細絲，放到味噌湯等湯類中，或和沙拉拌在一起。

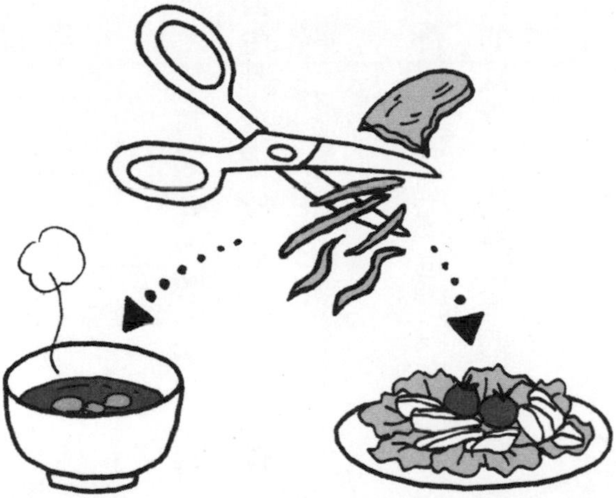

「困擾已久的異位性皮膚炎完全痊癒，連身體都變健康」

A.S. 38歲女性 上班族

我生了孩子之後一直為異位性皮膚炎所苦，時常無法忍受手或臉的奇癢，但看了各式各樣的醫生都沒辦法治好。不只如此，還因為藥物的副作用讓臉上出現了不少細紋，讓我不敢出現在人前，只能一直躲在家裡。

我婆婆為我遍尋各種治療法，也帶我四處就醫，我們嘗試過溫泉療法或中藥療法，以我個人的感覺，比起西醫的治療方式，我的體質似乎比較適應中醫的療法。

某次，因義母的關係見到了一位對中醫很有研究的朋友，他說我的異位性皮膚炎可能是「水毒」所引起的，這是我第一次聽到水毒這個名詞，意思是體內累積了過多水分，導致身體出現不好的病症。

治療的方法就是盡量提高體溫，排出體內多餘的水分，比起吃藥，多食用加了薑的食物更好，所以他分了說是中藥藥材的乾薑給我。

乾薑的外形不太討喜，是由生薑乾燥而成的，我試著咬了一口，口裡立刻充滿薑的強烈辣香，但是那種辣味一點也不會讓人不舒服，甚至我有種感覺，就是我找到解決煩惱的方法了。

我問了那個朋友乾薑的價格，沒想到竟然貴得嚇人，但他告訴我乾薑可以自己做，所以我尋問了製作方法，打算回家就馬上嘗試。方法是將生薑切成片，放進蒸鍋裡蒸30分鐘，然後像曬梅乾一樣在陽光下曬到完全乾燥就完成了。

於是，我在回家的路上便去超市買了許多的生薑，一根生薑才大約30元左右，比起購買各種藥物真是便宜多了。回到家後，我立刻將它們切成1mm薄的薑片，雖然我家裡沒有蒸鍋及蒸籠，但因為我平常就會用微波爐做溫野菜，所以就用矽膠蒸氣盒蒸烤薑片。

當薑片蒸好後需要乾燥，我正在想要怎麼辦時，我先生拿出他露營用的三層晾曬網，問我：「這個可以用嗎？」它當中有三層中空的網籠，是我先生用來曬釣到的魚，而且每次露營使用過後他都會洗淨曬乾，保持得很乾淨，所以我就試著拿來曬乾薑，沒想到非常適合，因為它四面都是網子，只要吊在曬衣架下也不怕蟲子或被灰塵污染。

做好的乾薑可以直來拿來食用，或放進飲料裡浸泡，也**可以用來泡澡，我最推薦乾薑澡，它不但適合我的體質，在冬天泡更可以有效提高體溫**，對我被異位性皮膚炎弄得粗糙不堪的肌膚來說是很好的刺激，同時還能放鬆身心。

就這樣過了半年，我的異位性皮膚炎完全好了，不只如此，我的身體也在不知不覺當中變得更健康，近來連感冒都完全沒有了。

使用晾曬網可以簡單曬乾！

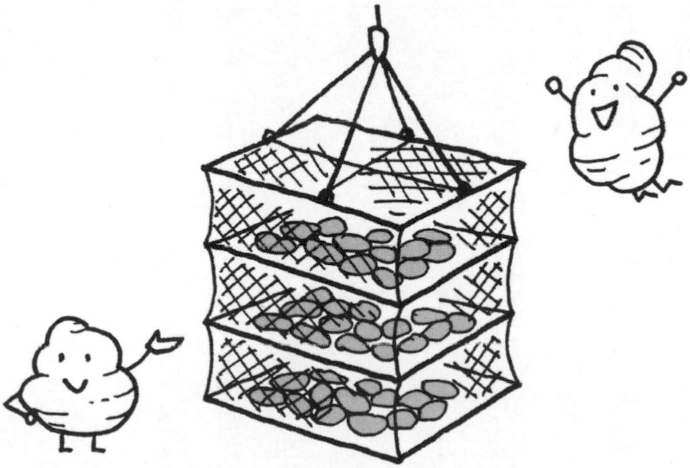

「痛到必須請假的生理痛，像做夢一樣改善了」

A.M. 31歲女性 上班族

我的生理痛非常嚴重，不僅每個月都痛到必須跟公司請假，每次來的時候都恨不得自己乾脆不要做女生。雖然同事都會安慰我，要我不要擔心工作，好好休息就好，但我仍然覺得對他們很不好意思，因此總是想著怎麼解決這個煩惱。我試過了所有的止痛藥，但都沒有得到有用的效果。

常聽人家說「嚴重的生理痛可能代表婦科有問題」，所以我也去各大醫院做檢查，但一直找不到確切的原因，因為我的狀況似乎純粹是女性荷爾蒙失調所造成的，醫生也總是說「與其吃藥，不如調整生活習慣、減輕壓力，過健康的生活」。但是我並不覺得自己的生活習慣很糟糕，雖然我的確比一般人要稍微神經質，就這樣一直找不到解決的辦法，我開始不安起來，覺得自己是不是永遠沒辦法解決這個問題了。

直到有一天，一位別部門的女同事問我「要不要喝乾薑紅茶試試」，在這之前我從來沒聽過乾薑這個東西，聽她說女性很多的疾病都是因為身體太過冰冷的關係，乾薑可以有效提升體溫、讓身體暖呼呼，然後她就分了我一杯她**每天都會帶到公司的蜂蜜乾薑紅茶**。

我喝了一口，就感覺腹部那邊馬上有反應，身體開始從體內慢慢熱了起來，我直覺「這個有效」，就向這個同事請教了乾薑的做法及所有她知道的飲食配方。她告訴我，自從她開始每天飲用蜂蜜乾薑紅茶之後，不只生理期變順，連原本很嚴重的手腳冰冷及肩膀痠痛、腰痛都好了。

雖然製作乾薑的過程對我這個料理白痴來說有點麻煩，但一點都不難，我鼓勵自己「就當為了自己身體好」，因此努力做了許多隨時使用，漸漸地也習慣了，現在大約是每週做2次的頻率。做好的乾薑放到密閉容器裡可以常溫保存，使用時再撕碎或切碎即可，想要更細的話可以用槌子敲細。

我試了許多配方，比起蜂蜜，我更適合用黑糖泡乾薑紅茶，所以我買了一個大型保溫瓶，每天把黑糖乾薑紅茶當水喝，養成習慣之後，就連平常愛吃零食的習慣都戒掉了。

就這樣過了2個月，我的生理痛奇蹟似地改善了，不但不用再請假，工作上更比以前積極努力，這都是乾薑帶來的福氣。

每天做好乾薑紅茶，放進保溫瓶帶到公司去！

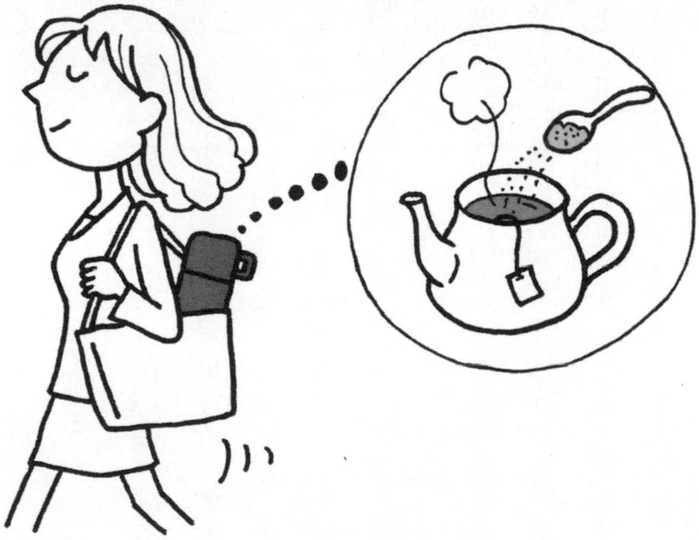

「危及正常生活的憂鬱症，因乾薑治好了」

K.S. 54歲男性 上班族

我在職場的人事異動被調到不熟悉的職位之後，就得了憂鬱症，一方面要調適新的人際關係，一方面又急著熟悉新的工作，過度逼迫自己的結果，便累積了過多的壓力，最後導致得了憂鬱症。每個星期天晚上，我一想到明天又要去公司上班，壓力就會如排山倒海地襲來，結果完全失眠，第二天就會因為又累又倦而請假，嚴重的時候甚至會連續休息2、3天。

再這樣下去，我會完全沒辦法正常工作，我還因此去尋求心理諮商的幫助。但是，當我在候診區等待時，看到許多比我嚴重的患者同樣坐在那裡，就覺得自己的病症更加惡化。本想說轉換一下心情說不定對病情有幫助，所以就去泡溫泉或旅行，但只要一回到家裡，心情又會變得憂鬱，最後只好靠吃來抒解壓力，導致體重不斷飆升，原本65公斤的標準體重一口氣變成將近

80公斤，每次洗澡看到自己的身體，都覺得自己又胖又蒼白，非常不健康。

我的主管可能覺得這樣下去不行，所以在某天找了我去他家。本來以為他找我去是要訓斥我，沒想到進客廳坐下之後，他遞了一個裝滿紅茶的大馬克杯給我，我一湊近杯子就聞到濃濃的薑香味，原來是放了乾薑的紅茶。

喝了一口之後，我的嘴巴裡瞬間充滿了清爽的辣味，那個刺激讓我的頭腦一下子變得清醒，之前不斷被迷霧纏繞的大腦也突然像是被一陣旋風吹過，立刻神清氣爽。我很快地喝掉了手上的那杯乾薑紅茶，之後又連續喝了3杯，除了啤酒之外，我第一次那麼痛快地暢飲某個飲料。

主管告訴我，這個乾薑紅茶是他的母親之前讓他喝的，因為他之前出現了和我一樣的症狀，如果再不處理，就必須因為嚴重的憂鬱症而住院，讓他十分煩惱。後來，他的母親因為擔心他的身體狀況，就去向別人打聽，有人就教她喝乾薑紅茶。

主管既然是因為乾薑紅茶治好了憂鬱症，他就想這或許對我也有效，事實上我喝了之後感覺也非常好。於是，我便向主管打聽了乾薑紅茶的做法，他告訴我只要到中藥店或藥材行去詢問「乾薑」就能買到，當然也可以自己做，據說方法很簡單。

回到家後，我馬上告訴太太這個好消息，同時準備親手製作乾薑，還上網去查詢了所有與乾薑相關的知識。不過因為我太太實在不敢讓我拿菜刀，所以最後還是她接手了乾薑的製作。

在我調查到的內容中，提到薑在經過蒸烤加熱後，當中的有效成分比例會隨之改變，讓提升體溫的效果加倍。同時，它提升體溫的功能會改善血液循環，活化大腦的運轉，進而改善憂鬱症的症狀。之所以需要經過蒸烤曬乾，或許是因為過去的時代沒有冰箱，藥材不好保存的關係，將薑乾燥之後不僅保存期限更長，磨成粉之後運用範圍也會更廣泛。

乾薑紅茶讓人神清氣爽，擺脫憂鬱症！

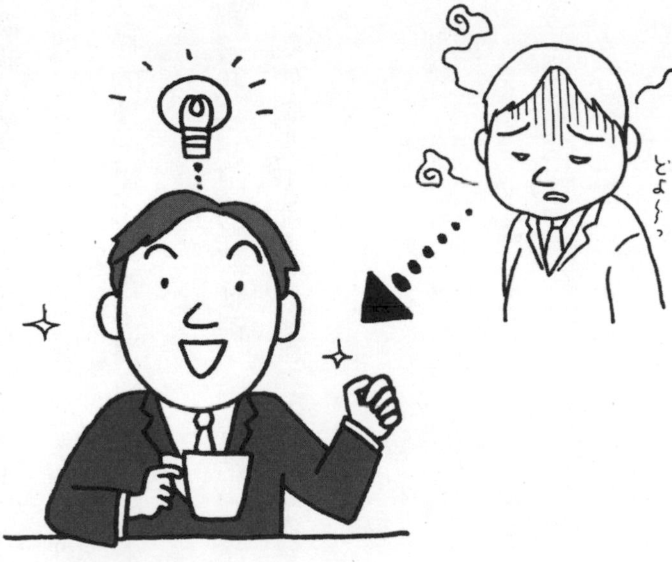

這個用乾薑粉做成的**乾薑紅茶，從此以後就變成我最愛的飲料，我讓太太幫我買了一個保溫瓶，每天都會帶著乾薑紅茶到公司去**。不到兩個星期，我的情緒就變得積極穩定，更令人高興的是，連每天的創意都變得源源不絕，體重也以每個月1公斤的速度慢慢減輕，逐漸變回我原來的標準體型。

由於我太太也跟著我一起喝乾薑紅茶，因此她的臉色也變得健康紅潤，聲音更是中氣十足，我們兩夫妻都因為乾薑變得健康快樂了。

「失敗N次的減肥，即使沒限制飲食也成功了」

H.K. 34歲女性 上班族

我從青春期開始就是易胖體質，下半身總是比上半身肥胖許多，就是所謂的「水梨型身材」。我試過了各式各樣的減肥方法，每次只要稍微有一點效果就又會復胖，最後都想放棄了，但我又羨慕身材好的朋友，看到新出的減肥書還是會忍不住買來看，然後再次陷到又一次的減肥地獄俚。我甚至開始懷疑自己是不是一輩子都逃不掉減肥的魔咒，不禁恐慌起來。

就在這時，我的朋友之間開始流行「薑熱潮」，聽說薑不但對身體很好，可以改善婦科毛病，最重要的是它還能減肥！我的朋友們在那之後就一起開始進行「生薑減肥法」。我原本只是抱著順便試試的心情跟著她們一起喝薑湯及生薑紅茶，沒想到感覺竟然不錯。我心想「說不定薑真的適合我的體質」，就開始偷偷認真研究起了薑的相關知識。

我搜集了許多資料，發現薑居然是很多中藥配方中的材料，再更深入研究才發現中藥裡的薑分成兩種，一種是直接曬乾的「生薑」，一種是經過蒸烤過後曬乾的「乾薑」，而且乾薑的藥效比生薑要強上許多倍。

可能是幼稚的對抗意識吧，當我的朋友們都還在對生薑泥著迷時，我把目標換成了乾薑，決定自己親手製作乾薑。我到超市買了5、6根生薑，削成薄片，再放進矽膠蒸氣盒用微波爐蒸10到15分鐘，因為我準備的薑片太多，所以分了好幾次才蒸完。我把蒸好的薑片鋪在洗乾淨的網紗上晾在陽台曬乾，晾曬時可以稍微傾斜，這樣比較好通風，也更快乾燥，然後只要等薑片曬到變黑變脆之後就完成了。

做好乾薑之後，我開始實驗它和生薑泥之間的效果差別，我想知道乾薑是不是真能像人家說的那樣效果強烈，首先就從我最常喝的「薑紅茶」開始。

我先喝薑泥加黑糖泡的薑紅茶，這個配方的薑香味十分強烈，辣度也很夠，如果是感冒初期的話，喝這個似乎很有效。

再來是乾薑紅茶，因為乾薑直接使用有點太大片，因此我將乾薑裝入塑膠袋中用槌子敲成粉末。我在一**杯紅茶裡放了1小匙的乾薑粉，喝了第一口差點嗆到，因此實在太辣了，光辣度至少是生薑泥的5倍吧！**之後我乾脆不含在嘴裡，直接一口氣喝下，結果馬上從腹部開始熱起來，還逐漸擴散到全身，讓我不禁懷疑這真的同樣是薑嗎？只能說乾薑不愧是經過悠久中醫歷史認證的強效藥材。

於是，我開始進行了「乾薑減肥法」，說是這樣說，其實是我迷上了乾薑的美味及刺激。比起原本的減肥目標，享受乾薑的刺激美味反而成了我的樂趣。過了3個月之後，我久違地站上了體重計，沒想到竟然瘦了4公斤！照這個樣子看來，只要我繼續食用乾薑，達到減肥12 公斤的目標也不會再是夢想了。我終於找到了適合自己的減肥法，真的好高興！

開始食用乾薑後，3 個月瘦了 4 公斤！

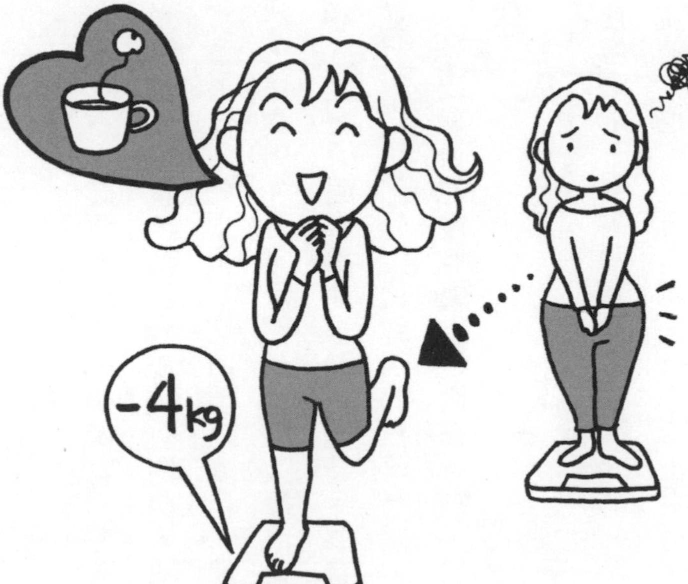

（聰明選薑＆靈活用薑）

・聰明選薑法……先確認表皮有沒有受傷，選擇有光澤及彈性的新鮮根莖。具體來說，就是表皮沒有傷口，根莖整體厚實、略硬又結實為最佳。如果根莖切口萎縮變色，就表示已經出土數日，雖然仍可食用，但盡量不要選擇。接下來這個和乾薑比較沒有關係，就是在選擇葉生薑及嫩薑時，要選擇根部帶著漂亮紅色，並且與白色部分對比鮮明的根莖為佳，當然整體是否水嫩緊實，外皮是否乾淨無傷也是檢查重點，盡量挑量白色部分多的根莖。

・薑的保存方法……生薑如果直接放進冰箱，就會從切口那裡開始乾燥萎縮，也可能會發霉。為了防止生薑變乾，可以用濕報紙或廚房紙巾包起來裝進保鮮袋，放置在陰暗處或冰箱的蔬果

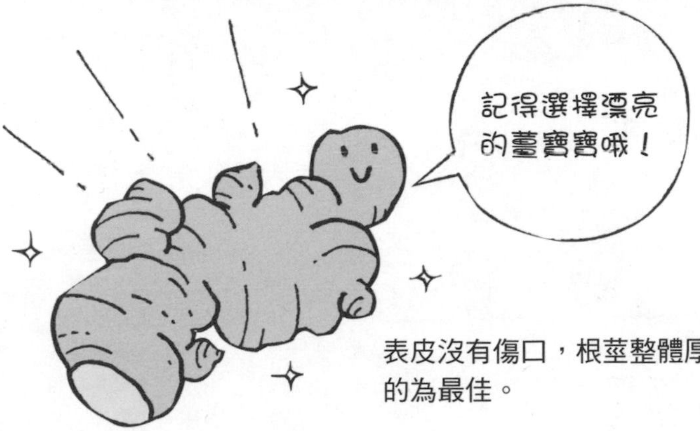

表皮沒有傷口，根莖整體厚實的為最佳。

保鮮室，這樣可以保存得較長久。一般小吃店或農家從以前就是用濕報紙包住生薑放在陰暗處保存的，所謂的陰暗處大約以15℃為最佳。

另外，還有一種令人意外的保存法，就是將生薑分成各小塊，放進裝了水的密閉容器再冰入冰箱，除了需要經常換水之外，這個方法可以最大限度保持薑的水嫩。之所以可以用這種方法保存，是因為薑的有效成分薑辣素及薑烯酚是油溶性，因此不溶於水。如果想要保存得更久，可以將生薑磨成泥狀冷凍起來。

國家圖書館出版品預行編目（CIP）資料

乾薑排寒 / 石原新菜著 ; 楊詠婷譯. -- 二版. -- 新北市 : 方舟文化出版 : 遠足文化事業股份有限公司發行, 2021.09
面 ; 公分. -- (醫藥新知 ; 4012)
暢銷經典版
譯自 : 病気にならない蒸しショウガ健康法
ISBN 978-986-06698-1-7(平裝)

1.食療 2.薑目

418.914 110009898

醫藥新知 4012

乾薑排寒（暢銷經典版）

病気にならない 蒸しショウガ健康法

作者	石原新菜
譯者	楊詠婷
封面設計	龔貞亦
內頁設計	洸譜創意設計
主編	陳毓葳（初版）、林雋昀（二版）
總編輯	林淑雯

讀書共和國出版集團

社長	郭重興
發行人兼出版總監	曾大福
業務平臺總經理	李雪麗
業務平臺副總經理	李復民
實體通路協理	林詩富
網路暨海外通路協理	張鑫峰
特販通路協理	陳綺瑩
實體通路經理	陳志峰
印務部	江域平、黃禮賢、林文義、李孟儒

出版者	方舟文化／遠足文化事業股份有限公司
發行	遠足文化事業股份有限公司
	231 新北市新店區民權路 108-2 號 9 樓
	電話：（02）2218-1417　傳真：（02）8667-1851
	劃撥帳號：19504465　戶名：遠足文化事業股份有限公司
	客服專線：0800-221-029　E-MAIL：service@bookrep.com.tw
網站	www.bookrep.com.tw
印製	通南彩印股份有限公司　電話：（02）2221-3532
法律顧問	華洋法律事務所　蘇文生律師
定價	330 元
初版一刷	2015 年 3 月
二版一刷	2021 年 9 月

缺頁或裝訂錯誤請寄回本社更換。

歡迎團體訂購，另有優惠，請洽業務部（02）2218-1417#1121、#1124

方舟文化官方網站　方舟文化讀者回函

方舟出版

感謝您購買《乾薑排寒》

我們相信書的存在是為了產生對話，請讓我們聽到您的聲音。
請回想您和這本書的相識過程，填寫下表後直接郵遞，或使用右方QRcode線上版盡情填寫，感謝您的參與，期待下次再見！

關於這本書

我是這樣認識這本書的…

☐書店 ☐網路 ☐報紙 ☐雜誌 ☐廣播 ☐親友 ☐讀書會 ☐公司團購

☐其實是從＿＿＿＿＿＿＿＿知道的

發現這本書…

☐主題有趣 ☐資訊好用 ☐設計有質感 ☐價格可接受

☐贈品 / 活動好厲害 ☐適合送人 ☐喜歡作者

☐＿＿＿＿＿＿都推了 **我就決定買他了！**

然後去 ☐連鎖書店的＿＿＿＿＿＿＿＿ ☐網路書店的＿＿＿＿＿＿＿＿

☐團購 ☐其他＿＿＿＿＿＿＿＿ 購買，

看完後 5~1 評分的話

書名＿＿ 封面＿＿ 內容＿＿ 排版＿＿ 印刷＿＿ 價格＿＿ 整體＿＿

會這麼評是因為＿＿＿＿＿＿＿＿＿＿＿＿＿＿＿＿

關於我

本名 ＿＿＿＿＿＿＿＿ ☐男 ☐女

生日 ＿＿＿年＿＿＿月＿＿＿日

家住 ☐☐☐ ＿＿＿＿市／縣 ＿＿＿＿鄉／鎮／市區 ＿＿＿＿路／街
＿＿＿＿段 ＿＿＿＿巷 ＿＿＿＿弄 ＿＿＿＿號 ＿＿＿＿樓／室

Email ＿＿＿＿＿＿＿＿＿@＿＿＿＿＿＿＿＿＿

電話 ＿＿＿＿＿＿＿＿＿＿＿＿＿＿＿＿

現在 ☐ 19 歲以下 ☐ 20~29 歲 ☐ 30~39 歲 ☐ 40~49 歲 ☐ 50~59 歲 ☐ 60 歲以上

學歷 ☐國小以下 ☐國中 ☐高中職 ☐大專 ☐研究所以上

職業 ☐製造 ☐財金 ☐經營 ☐醫療 ☐傳播 ☐藝文 ☐設計 ☐餐旅
☐營造 ☐軍公教 ☐科技 ☐行銷 ☐自由 ☐家管 ☐學生 ☐退休
☐實不相瞞，我是＿＿＿＿＿＿＿＿

我習慣從＿＿＿＿＿＿＿＿認識好書後，再去＿＿＿＿＿＿＿＿買書。

我最喜歡 ☐文學小說 ☐人文科普 ☐藝術美學 ☐心靈養身 ☐商業財經 ☐史地
☐親子共享 ☐幼兒啟蒙 ☐圖畫書 ☐生活娛樂 ☐具體來說是＿＿＿＿啦！

最後我必須告訴讀書共和國＿＿＿＿＿＿＿＿＿＿＿＿＿＿＿＿

☐ 為享有完善客服 & 最新書訊，我同意讀書共和國所屬出版社依個資法妥善保存使用以上個人資料

廣 告 回 信
臺灣北區郵政管理局登記證
第 1 4 4 3 7 號

請直接投郵・郵資由本公司支付

沿虛線剪下

23141
新北市新店區民權路108-4號8樓
遠足文化事業股份有限公司 收

讀書共和國
BOOK REPUBLIC www.bookrep.com.tw

請沿線對折裝訂

方舟出版

乾薑排寒